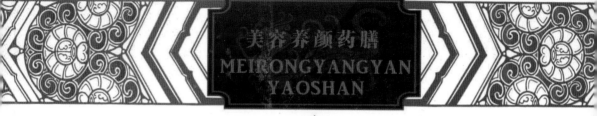

美容养颜药膳

MEIRONGYANGYAN
YAOSHAN

美容养颜
药膳怎么做？
二维码来告诉你

著名医药专家
主任医师　柴瑞震　主编

U0208661

新疆人民出版社
新疆人民卫生出版社

图书在版编目（CIP）数据

美容养颜药膳/柴瑞震主编. — 乌鲁木齐
:新疆人民卫生出版社,2012.12
　ISBN 978-7-5372-5362-8

　Ⅰ.①美…　Ⅱ.①柴…　Ⅲ.①女性－美容－食物疗法
Ⅳ.①R247.1

　中国版本图书馆CIP数据核字(2012)第292341号

美容养颜药膳

美容养颜药膳怎么做？二维码来告诉你

主　　编	柴瑞震
出版发行	新疆人民出版总社 新疆人民卫生出版社
电　　话	汉文编辑部 0991-2824446
地　　址	新疆乌鲁木齐市龙泉街196号
邮　　编	830001
责任编辑	胡赛音
封面设计	吴展新
发　　行	全国新华书店
印　　刷	深圳市雅佳图印刷有限公司
开　　本	711毫米×1016毫米　16开
印　　张	20
字　　数	250千字
版　　次	2014年6月第1版　2014年6月第1次印刷
书　　号	ISBN 978-7-5372-5362-8
定　　价	29.80元

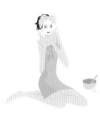
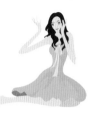

序言 Introduction

　　有人说，女人是为美丽而活，然而，岁月的流逝，生活的压力，在不知不觉中把女人的美丽偷偷带走，那么，如何才能留住美丽容颜，让青春常在呢？虽然我们常常听说"天生丽质"、"一白遮三丑"这类的话，但事实上，美丽不仅仅专属于底子好的女人，即使底子再好，如果不懂得保养，美丽很快也会远离你。相反，或许你长得平平无奇，但只要经过悉心的保养和调理，你也可以魅力绽放、美丽动人。因此说，女人的美丽是后天炼成的。说到美容，很多人或许只会联想到护肤品和化妆品。实际上，女人外表的美丽和身体内部的健康是密不可分的。身体健康，气色就会好，情绪就会佳，自然就美丽了。所以，女人的健康是美丽的基础，注重内调外养是打造美丽容颜的不二法宝。而药膳养生，就是女人内部调理的最佳之选。

　　所谓药膳，就是药材与食材搭配烹饪而成的美食。而美容养颜药膳是一种天然健康而又有明显效果的科学美容方法，与其他美容养颜方法相比，具有物美价廉、操作简便、容易坚持的优越性。一些上班族可能觉得煮药膳会浪费她们很多的时间，其实煮药膳也像做饭做菜一样操作简单、取材便捷，而且营养丰富、美味可口。另外，不同的药材食材其功效又各有不同，例如，红枣可补血，煮汤时加入红枣有补中益气、养血安神的功效，脸色暗沉蜡黄的女性可多吃；鸡骨草清热利湿、散瘀止痛，与生鱼同煮能起到润肤去皱的功效；苦瓜清热泻火、明目解毒、利尿凉血，与豆腐同食，对咽喉肿痛、痤疮疔疖均有疗效……女性朋友们可根据各自体质以及需求，选择不同的药材食材来做成美味的药膳。

　　本书是一本精心为女人打造的美丽养颜书，包括五大篇，分别为基础篇、护肤篇、塑形篇、调养篇及祛病篇。基础篇主要介绍了一些美容养颜基础知识，例如对自己肤质的小测试、掌握正确的美容护肤方法、不同年龄的美容护肤重点等；护肤篇对女性保湿补水、美白褪黑、淡斑祛斑、祛痘嫩肤、抗皱抗衰等8个方面进行了详细的介绍，并推荐了一系列的对症药膳给女性朋友们选择；塑形篇针对瘦脸、瘦身、排毒、丰胸这4大方面，分别介绍了其饮食原则，并提供了相关的药膳；调养篇和祛病篇主要针对女性气血、脏腑、卵巢、四季保养以及女性常见病，给予对症的养生药膳供患者选择使用。希望女性读者能从中受益，做好日常保健护理，保持健康与美丽。

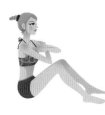
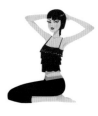

目录 CONTENTS

Part 1

基础篇——学学美容养颜基础课，做自己的美容师

Part 2

护肤篇——学做美容药膳，美丽肌肤吃出来

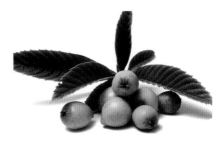

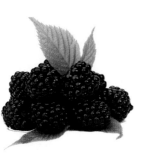

Part 4

调养篇——学做健康滋补药膳，美丽容颜靠内调

Part 5

祛病篇——学做养颜祛病药膳，吃走疾病更美丽

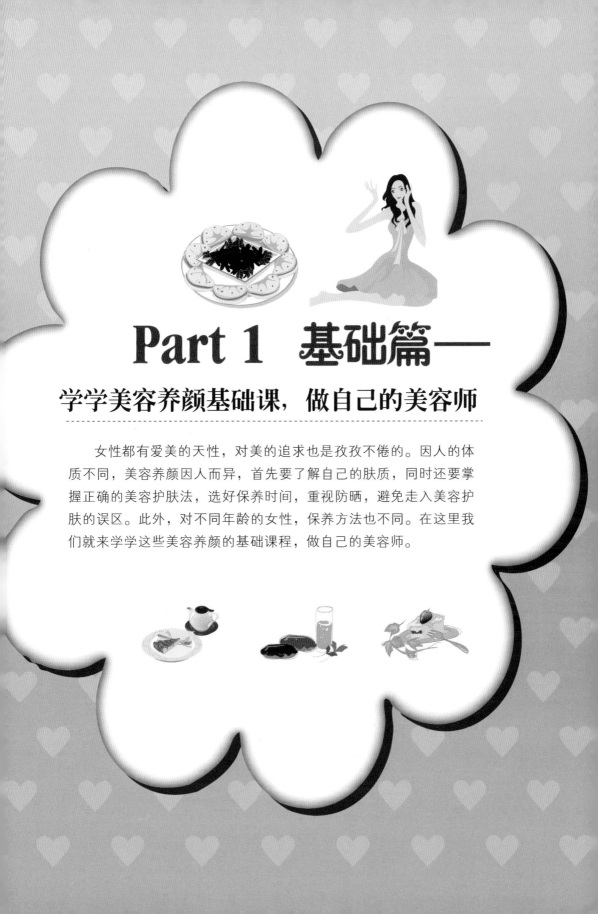

Part 1　基础篇——
学学美容养颜基础课，做自己的美容师

　　女性都有爱美的天性，对美的追求也是孜孜不倦的。因人的体质不同，美容养颜因人而异，首先要了解自己的肤质，同时还要掌握正确的美容护肤法，选好保养时间，重视防晒，避免走入美容护肤的误区。此外，对不同年龄的女性，保养方法也不同。在这里我们就来学学这些美容养颜的基础课程，做自己的美容师。

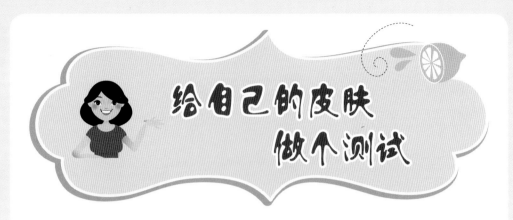

给自己的皮肤做个测试

在购买美容护肤品之前，一定要先搞清楚自己的肤质类型，然后再根据自己的肤质选择最适合的护肤产品和保养方式，这样才能事半功倍。我们的肤质一般可分为五种类型：油性肤质、中性肤质、干性肤质、混合性肤质、敏感性肤质。让我们在保养之前先给自己的皮肤做个测试吧！

● 肤质类型测试表

注：在相应的括号内打"√"即可

肤质测试问题	是	否
（1）您的脸上会泛油光吗？	（　）	（　）
泛油光的部位是：鼻翼（　）前额（　）下巴（　）脸颊（　）		
（2）您是不是老觉得脸上油腻腻的？	（　）	（　）
油腻的地方是：鼻翼（　）前额（　）下巴（　）脸颊（　）		
（3）容易长痘痘、粉刺、黑头或是暗疮？	（　）	（　）
（4）您的皮肤看起来干燥吗？	（　）	（　）
干燥的部位是：鼻翼（　）前额（　）下巴（　）脸颊（　）		
（5）脸上有脱皮的现象吗？	（　）	（　）
脱皮的地方是：鼻翼（　）前额（　）下巴（　）脸颊（　）		
（6）脸部常有紧绷感与脱屑现象吗？	（　）	（　）
（7）脸部虽有紧绷感，但还算光滑，不至于太干燥？	（　）	（　）
（8）使用保养品时，皮肤常会有红肿等过敏现象？	（　）	（　）

中性肤质

第1、2题皆答"是"，而且脸上只有2~3个地方有油光；第4~8题皆答"否"。

中性肤质特征：洁面后6~8小时出现面油；细腻有弹性，不发干也不油腻；天气转冷时偏干，天热时可能出现少许油光；保养适当，皱纹很晚才出现；很少有痘痘及阻塞的毛孔；比较耐晒，不易过敏。

中性肤质护理重点：此类皮肤基本上没什么问题，日常护理以保湿为主。中性肤质很容易因缺水缺养分而转为干性肤质，所以应该使用锁水保湿效果好的护肤品。

油性肤质

第1、2、3题皆答"是"，而且泛油光的部位几乎是全脸；第4~7题皆答"否"。

油性肤质特征：洁面1小时后开始出现面油；较粗糙，有油光；夏季油光严重，天气转冷时易缺水；不易产生皱纹；皮质厚且易生暗疮、青春痘、粉刺等；易出油，不易过敏。

油性肤质护理重点：油性皮肤毛孔粗大，皮脂分泌较多，皮肤表面有光泽，油腻感颇重。易长粉刺和小疙瘩，但不易起皱，又经得起各种刺激，且不易出现衰老现象。肤色常为淡褐色、褐色，甚至是红铜色。油性皮肤一般来说很有光泽，尤其是在T字部位（从额头到鼻子，再到下巴）。可能会有较粗糙的毛孔，容易形成黑头，由于脂肪腺大量分泌油脂，也容易形成痘痘。油性皮肤有其优点，由于充足的油分能保持皮肤丰盈，不容易形成皱纹，因此显得比干性皮肤的人年轻。大多数此类肤质的女性只有在35岁以后，才会发现自己的皮肤开始变得干燥。

为了好好护理皮肤，护肤品应该以清洁、控油、补水为主，防止毛孔堵塞，平衡油脂分泌，防止外油内干。定期进行皮肤的控油护理，可以用平衡水、控油露之类的护肤品，锁水保湿，调节油脂分泌。

此外，还要做好深层清洁，去掉附着在毛孔中的污物。睡前要用针对油性肌肤的产品洁面，一周两次使用温和的产品去角质，涂抹无油的保湿产品。油性肤质在化妆的时候，也有该注意的技巧。上腮红时，粉类的混合要比单一的液体产品效果要好。使用无油的润色保湿产品或粉底产品。饮食上，做到不偏食油腻食物，多吃蔬菜、水果和含B族维生素的食物，养成规律的生活习惯。

干性肤质

第4～6题皆答"是"，而且全脸皆有干燥感；第1、2、7题皆答"否"。

干性肤质特征：洁面12小时内不出现面油；细腻，容易干燥缺水；季节变换时紧绷，易干燥、脱皮；容易生成皱纹，尤以眼部及口部四周明显；易脱皮，易生红斑及斑点，很少长粉刺和暗疮；易被晒伤，不易过敏。

干性肤质护理重点：干性皮肤毛孔不明显，皮肤的分泌量少而均匀，没有油腻的感觉，角质层中含水量少，在10%以下，因此这类皮肤较为干燥，不够光滑，缺乏弹性和光泽，或肤色洁白、皮肤细腻，经不起风吹日晒，常因环境变化或情绪波动而变化，易起皮屑，冬季易发生皲裂。这种皮肤较油性皮肤更易衰老。女性进入35岁以后，受激素的影响，皮肤干燥加剧。干燥皮肤的紧绷感，洁面后尤其明显。细纹开始形成，容易脱皮，出现红斑。一些有色人种女性，随着死皮积累，皮肤甚至呈现暗哑灰青的状态。

干燥性皮肤需要特别护理。对于干性皮肤的保养，应该以补水、滋养为主，防止肌肤干燥缺水、脱皮或皲裂，延迟衰老。洁面时，应选用性质温和的洁面品，以及滋润型的营养水、乳液、面膜等，以使肌肤湿润不紧绷，随后使用同样性质的保湿产品。每个星期定期去角质，坚持做面部按摩，改善血液循环。值得注意的是冬季室内受暖气影响，肌肤会变得更加粗糙，因此室内宜使用加湿器。并避免风吹或过度日晒。上妆时，可先抹上较厚一层底乳，使皮肤显得丰盈，然后再上粉底。

● 混合性肤质

第1、2、5题回答"是"，但症状出现的部位可能会有不同；第4、5、7、8题答"是"，第6题答"否"。

混合性肤质特征：洁面2～4小时后脸庞中部、额头、鼻梁、下颌起油光，其余部位正常或者偏干燥；不易受季节变换影响；不易生皱纹；T形部位(额头、鼻子、下巴)易生粉刺；比较耐晒，缺水时易过敏。

混合性肤质护理重点：大部分女性的皮肤类型都属于混合型。混合性皮肤意味着T字部位偏油，而面颊稍偏干燥，各处有一些干燥斑驳的部位。面颊和额头上可能有粗糙的毛孔。总体而言，这种类型的皮肤毛孔大小为中等，色泽肌理健康匀称，代谢循环较佳。

护肤时，T字部位和偏干燥部位要区别对待，应该以控制T形区分泌过多的油脂为主，收缩毛孔，并滋润干燥部位。洗脸时，应该选用性质较温和的洁面用品，定期深层清洁T形部位，使用收缩水帮助收细毛孔。选用清爽配方的润肤露（霜）、面膜等进行日常护养，注意保持肌肤水分平衡。确保一周去两次角质，在干燥部位使用保湿力较强的保湿产品。混合性肤质的保养要特别注意干燥部位的保养，如眼角等部位要加强保养，以防止出现干纹和细纹。

◎ 敏感性肤质

第4、5、6、8题答"是"，其余题皆答"否"。

敏感性肤质特征：容易出现小红丝。

皮肤较薄，脆弱，缺乏弹性。换季或遇冷热时皮肤发红、易起小丘疹。易过敏，易晒伤。

敏感性肤质护理重点：敏感性皮肤比较薄，毛孔较细。比较容易受太阳或一些化妆品刺激，或者容易起红点、发痒或起泡。对于敏感性皮肤的护肤总是要花上比较多的时间来细心观察，细心呵护。这类　　皮肤会比较麻烦，而且要特别小心，为皮肤选择合适的清洁产品和保湿产品尤为重要。建议可以选择一些温和无香精的产品，选用护肤品时，先在耳朵后、手腕内侧等地方试用，确定没有过敏现象后再使用。一旦发现过敏症状，立即停用所有的护肤品，情况严重者最好到医院寻求专业帮助。敏感性皮肤在洁面时，不要用力揉搓面部肌肤，以免产生红丝。注意避免日晒、风沙等外界刺激。

除了这个测试肌肤类型的方法，也可以通过另外一种方法分辨出你的皮肤类型。首先把脸洗干净，抹干，取几片宣纸或隐形眼镜清洁纸片，按压在脸上不同部位。如果皮肤是油性类型，纸片就会黏在脸上，揭下时可发现呈透明状的油点。如果纸片没有黏住皮肤，而且揭下时也没发现透明的油点，那么你的皮肤属于干性类型。如果纸片仅黏在T字部位（额头、鼻子、下巴等），那么你的皮肤属于混合性类型。

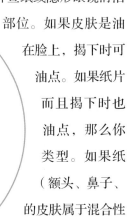

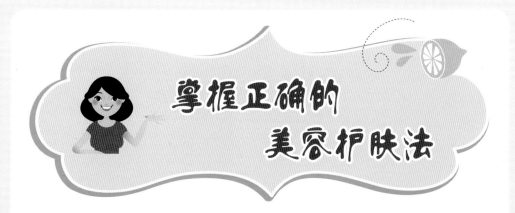

掌握正确的
美容护肤法

肤质是天生的，无论何种肤质，只要日常保养得当，都无损于容颜的娇美。合理的生活习惯、科学的护理方法、良好的护肤心态等，都是护理皮肤的重要因素。护肤美肤对于每个女性来说都是至关重要的，那么对于护肤美肤的方法，你又了解多少？看看下面这些内容，让你将正确的美容护肤法"尽收囊中"。

选好保养时间

护肤应选对保养时间，这是因为外界的一些因子能够破坏皮肤的基因，皮肤也有相对的防御机制，这种防御机制会随时间的改变而不同。皮肤防御机制从下午开始增强，一直延续到晚上，清晨则是它抵御功能最弱的时段。皮肤的防御机制能分泌相关激素以降低皮肤的过敏性反应，如果长期缺乏外力的帮助，皮肤就会过敏。如果真的需要熬夜，就先洗好脸，做好各项夜间保养步骤后再继续奋斗，以免皮肤"孤军奋战"。

此外，最晚的保养时间是晚上十一点，如此才能给皮肤至少一个小时的时间和保养品里的成分磨合，订出最好的"作战计划"。

用温水洗脸

无论在哪个季节，护肤最好是用温水洗脸。温水和肌肤本身的温度较为接近，不会刺激肌肤毛孔瞬间张大缩小，而且能够帮助洁肤产品更好地工作。夏季很多人都会选择用凉水洗脸，觉得这样既方便，又可以帮助收缩毛孔，但凉水会刺激皮肤的毛细血管，并使之紧缩，将脸上的污垢留存在毛孔内。夏季用温水洗脸，不仅会很容易地将脏物去除，而且洗净的脸会有真正的清凉感。冬天用温水洗脸，对促进皮肤吸收水分、增加皮肤弹性和光泽、提高皮肤抵抗力均有良好的效果。冬天要避免用热水洗脸，因为冬天气温低，如果用热水洗脸，温度变化太大会使微血管破裂。另外，热水洗脸会使本来已趋干燥的皮肤蒸发更多的水分，增加油脂分解，让肌肤状态更差。

● 适度按摩

通过按摩促进脸部皮肤新陈代谢是皮肤美容每天不可缺少的功课。适度按摩的作用是运用手掌或手指刺激皮肤的组织、肌肉、神经系统三个部分，促进血液和淋巴的循环，当血液循环变得顺畅，氧气和营养成分就能及时被运送到各部分组织，进而提高新陈代谢的速度。对肌肤进行适度的简单按摩，可以增加皮肤的弹性。每天一次，每次不超过5分钟为宜，且动作要轻快温柔。过度的按摩会加速肌肤老化，更容易让色斑找到出头的机会。

● 提亮肤色

压力大、作息时间不规律，再加上空气污染、紫外线侵蚀，内部与外在的双重伤害，很容易让肌肤出现血液循环不佳、肤色黯淡的状况。护理皮肤，应注重做好提亮肤色的工作。科学的生活方式，能让肌肤重现光彩，要拥有亮泽滋润的肌肤，首先要保证生活作息有规律。补充富含维生素C的保养品、勤喝果汁，可以淡化黑斑，给肌肤充分的滋养。卸妆彻底，适时给肌肤补充水分，每周敷一次面膜，使用一些具有防晒效果的美白产品，都能对改善肤色起到一定的作用。

● 重视防晒

阳光中的紫外线是皮肤的"头号杀手"，吸收过量的紫外线坏处多多，轻则令皮肤变黑变粗，重则可导致皮肤癌。阳光直射会直接损伤皮肤深层的弹性纤维和胶原蛋白，致使面部皮肤变得松弛无光泽，出现皱纹。日晒会加剧皮肤中脂质和水分的流失，易造成皮肤干燥、红肿、过敏、脱皮。由于臭氧层的被破坏，阳光对皮肤的伤害越来越大，想要拥有健康的皮肤，防晒工作一定要做到位。要根据场合需要选择防晒方式，出行游玩，太阳镜、太阳帽、防晒霜万万不可缺少。

重视给皮肤补充水分

皮肤是否细腻水灵的关键在于皮肤中的含水量。皮肤包括表皮、真皮和皮下组织等几部分。皮肤表皮的最外侧有一层角质层，其表面的皮脂膜起到防止肌肤水分流失的作用。角质层内部还有一种细胞间脂质，维持肌肤内的水分。当肌肤的新陈代谢变得迟缓时，皮脂膜产生的皮脂就会慢慢减少，再加上其他的一些外界刺激，水分流失，就导致了皮肤干燥。当肌肤的真皮层缺乏水分，表皮细胞就会开始萎缩，毛孔及皱纹等问题会显得分外明显，所以给肌肤保湿是相当重要的。

适度去角质

我们在洗澡时，会发现身体上会自然脱落一些乳白色软质物，这就是皮肤老化的角质，这种角质有一部分会随年龄增长而在皮肤上累积。过多的角质影响皮肤的新陈代谢，促使毛孔扩张，会让皮肤显得粗糙、干燥。皮肤适度去角质能加速老化角质脱落，促进新细胞再生，使皮肤呈现细嫩光滑的质感。去角质的同时还能同时去除皮肤表面覆盖的黑黄色素，并消除油性斑，使皮肤洁白而有光泽。护理肌肤应视自己的肌肤状况适度去角质。

正确使用晚霜

晚霜拥有6大功能：抗衰老、保湿、舒缓、美白、营养、滋润。在晚上洗完脸的30秒之内，尽快地涂上营养的晚霜能收到最佳效果，因为此时皮肤的渗透性和吸收性是最好的。如果还能够配合一些按摩的方法，就更有利于晚霜的吸收。此外，要想晚霜吸收得非常好，一定要睡眠好。晚上喝半杯或一杯牛奶能够有效提高睡眠质量，让晚霜有个比较好的吸收过程。一般来讲，皮肤在晚上10点钟到凌晨2点钟时，其吸收功能和调养功能比较好，到了凌晨1~3点的时候，皮肤代谢会达到最高峰。

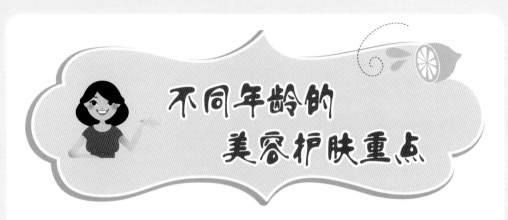

不同年龄的
美容护肤重点

　　不同年龄的护肤重点不一样，只有根据实际年龄、肤质，找到适合自己的保养方法护肤才会获得最大效果，适合自己的才是最好的。年龄不同，肌肤的状态也就不同，护肤的重点也就不同。下面就让我们一起来学习不同年龄的护肤方法。年龄段分为20～30岁、30～40岁、40～50岁。

● 20～30岁轻龄肌肤护肤重点

　　20岁是肌肤最嫩的时候，趁着肌肤还未老化，做好基础保养是最重要的。而25岁是一个女人肌肤重点保养的时间段，这个时间的保养做足了，以后的防衰老阶段就会很轻松，这样才能让美丽保持得更加持久。所以说这个年龄阶段的护肤是不可忽视的。

　　那么到底20岁的人应该如何正确保养皮肤呢？首先20岁是人一生当中皮肤的最佳时期，此时皮肤细胞非常活跃，新陈代谢也非常旺盛，从外观上看，这个时候皮肤的水分很充足，也很光滑富有弹性，是人一生当中皮肤的最佳时期。在这个时期，皮肤的护养应该从两个方面进行，一是防晒，二是补水。

　　防晒是一生都要去关注的一个护养话题，如果此时能很早地进行防晒，对一生皮肤的保养是非常好的，因为人的皮肤很多时候是被晒坏的。

大部分的年轻女性都会因为"痘痘"而感到困惑，因此补水就变得非常重要，建议大家只化清淡的妆容，尽量不要去使用比较重的粉底和粉底霜，这样会阻塞毛孔，造成毛孔粗大等皮肤问题。大家在洗脸的时候应该注意，因为年轻的时候油脂分泌是比较多的，因此洗脸时，还要增加一些按摩的东西，特别是在重度油脂分泌的三角区，强化地按摩它可以诱使脂肪排泄。皮肤上残留着青春期油脂旺盛分泌的记忆，所以脸上偶尔会有"不速之痘"来骚扰是很正常的，不过有油脂并非全然坏事，只需要加强油脂和水分的平衡指数，适度且定期的去角质即可。为了对付旺盛油脂，去角质和清洁动作可能会较频繁，此时应尽量选择温和的去角质产品，降低对肌肤的刺激，以免让皮肤陷入发炎的尴尬，让皮脂腺更加兴奋而过度出油；若对皮肤太过粗鲁，或是在日晒后没好好安抚，肌肤问题会随之而来。尤其是刚出社会的名种这段时期，偶尔会想贪玩熬夜或多喝两杯，但别忘了多多补水，更别忘记在狂欢后好好卸妆，在20岁时就储备好肌肤的"底子"，未雨绸缪，为以后的肌肤护理打下更加牢固坚实的基础。

30～40岁轻熟龄肌肤护肤重点

这个年龄阶段，应该提高保养的警惕性，因为这时肌肤已经开始走下坡路，需要深入保养，才可以解决肌肤问题。

首先，一定要定时去角质。每周必须做面膜软化皮肤角质，然后用植物成分的低刺激温和去角质产品轻柔按摩去除角质。切记此后一定要用温水清洗肌肤并及时做补水滋养护理，令去角质对肌肤产生的刺激降到最低。

其次，成熟的肌肤往往会出现对保养品吸收的瓶颈，这就需要好好按摩来促进吸收，并且也需要通过按摩来平复皱纹，促进皮肤血液循环对抗氧化抗衰老能起到事半功倍的效果。在这个年龄阶段，保养得好的话，看上去还是一样年轻美丽，可是护理不当的话，"黄脸婆"的称号将非你莫属了。那么对于这个年龄应该要怎么除去脸上的暗淡无光，让肌肤恢复白皙呢？关于美白抗衰有三个原则，第一，在一年四季中，可以用三个季节去美白，一个季节加强保湿养护，因为美白的产品通常都会使皮肤有些发干，所以建议选择在春、夏、秋这3个季节使用，而冬天气候干燥，应多用一些保湿的产品，就样就可以使皮肤达到相对平衡的状态；第二，美白抗衰有很重要的两个途径，一个是防晒，能更好地隔离和阻断黑色素，一个就是有针对性地抑制和分离已经生成的黑色素；第三，可以往脸上抹一些高精华液，往手上滴上几滴，然后轻轻按摩至充分吸收，再敷上美白面膜，会有比较好的效果。

有研究指出，女人一过了35岁，胶原蛋白的含量和水分的流失量是20岁时的数倍，且二者的流失呈现恶性循环的现象。因为胶原蛋白流失后，肌肤的结构不再紧密，皮肤天生的防水措施出现漏洞，水分自然就存不住；当皮肤留不住水分，胶原蛋白更加松动，于是生成了松弛情形。这时皮肤除了整体的黯沉外，斑点可不会乖乖待在浅层的表皮上了，而是很有可能卡在基底里不愿被代谢出来，此时你需要更积极的抗斑动作，并加强胶原蛋白的结构，涵养好的纤维母细胞，巩固由真皮层到表皮层的层层完美。

40～50岁熟龄肌肤护肤重点

女人在40岁以后，人的新陈代谢开始变得缓慢，微循环也会比较缓慢，在这个时候皮肤的角质层就会变得很厚，皮肤也会显得比较暗淡。除了皱纹之外，皮肤的暗淡无光也是女性困惑的最大问题。还有的女性朋友为了遮掩那难看的黑斑，常常会用力过猛，遮瑕过度，反而会让肌肤产生不良的状况。

对于40岁~50岁的女性，平时不仅要通过对皮肤的养护，使皮肤达到滋润、光泽、充实、富有弹性的最佳状态，还需注意通过良好的生活习惯，有效改善皮肤的状况。注意安排合理的饮食，戒烟少酒，因为过度地吸烟和饮酒可导致皮肤变黄、发涩；尽可能地减少和避免日照，太阳辐射所产生的紫外线、红外线会损害表皮，容易使皮肤晒黑、老化，或引起皮肤癌；戒除一切不良习惯，如熬夜、不爱运动、情绪波动等。

不同的年龄阶段，所实施的肌肤维护当然也就截然不同。随着现代人的生活节奏逐渐加快，日常护理不需要很复杂，但要有一定的合理性。要使用温和的中性洗面奶，彻底清洁面部的灰尘和污垢；使用防晒霜，减轻和预防紫外线对皮肤的伤害；使用高质量的滋润露，使营养成分融进皮肤，起到滋润、养护的目的。简简单单，不仅可以有效改善肌肤状况，而且还可以减少去美容院的次数。如果使用一种好的护肤品，皮肤感到舒适的话，不妨继续使用。但如果使用后皮肤也未得到改善，或是引起皮肤的不适，那么一定要重新换新的护肤品。

护肤品种类繁多，特点各异。在使用时一定要根据自己的实际情况进行选用，不可随波逐流，人云亦云。因为人的皮肤各有不同。有油性皮肤、干性皮肤、中性皮肤、混合型皮肤和过敏性皮肤之分。所以每一种护肤品的制造成分，根据不同皮肤的性质也就不一样。而40岁以后的女性也一定要根据自己的肤质选择适合自己肌肤的化妆品或是护肤品。尽管有很多女性因为在这个年龄阶段，烦心事很多，但也一定要重视皮肤的维护，只有拥有健康的肌肤才能拥有真正的美丽。

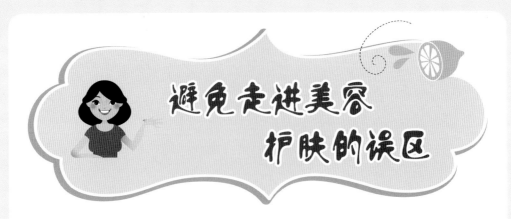

避免走进美容护肤的误区

不同的肌肤状况有不同的护理方法，也有着不同的护理禁忌。护理肌肤时，如果不了解情况，盲目为之，不但收不到良好的护肤效果，还有可能加重肌肤负担，引起一些不必要的皮肤问题。

护肤应该因人而异

护肤专家告诉我们，我们的肌肤状况70%以上来自遗传，此外，不同的年龄、不同的生活与工作环境、不同的习惯，这些都会对我们的肌肤带来或好或坏的影响，因人而异地进行肌肤保养才能收到最佳效果。也许你有时会不解："昨天我们吃了同样的牛肉火锅，为什么我脸上马上就长了痘痘，而她脸上却依然那么光洁？"又或者，你会感觉疑惑：一个从来不用昂贵护肤品的人，皮肤竟比长期去美容院做面部保养的人更加细腻白皙。其实，每个人的条件千差万别，吃火锅长痘的可能是油性肌肤，不用护肤品却肌肤白嫩可能是因为生活、工作压力小……在护肤这个问题上，别人有些好的做法可以借鉴，盲目学习别人的护肤方法，却未必能够收到相同的效果。甚至，如果你是干性肌肤却学习别人油性肌肤的护肤方法，或者你是过敏肌肤却盲目跟随潮流去角质，都很有可能让肌肤状况更差。由此可见，护理皮肤应找准适合自己的方法，只要今天你的皮肤比昨天好，或者维持住了昨天的年轻，那你就是成功的。

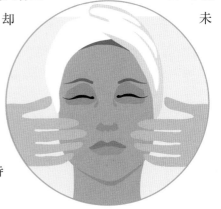

不能忽视皮肤清洁

皮肤清洁是保养皮肤的第一步，懂得皮肤清洁的原则，掌握正确的皮肤清洁方法，对保持皮肤的弹性、发挥皮肤的自我修护功效是十分必要的。清洁是必不可少的每日护肤环节，没有彻底清洁的皮肤，不可能很好地吸收营养成分，残留在肌肤表面的油脂和污垢，也会直接引起肤色黯淡。日常皮肤清洁对于护肤美肤是最为关键的，因为它能帮助去除多余的老化死皮细胞，而死皮细胞的堆积，会使色斑看上去更明显。

油性肌肤不能频繁洗脸与吸油

油性肌肤通常油脂分泌都存在异常，皮脂腺分泌往往过于活跃，尤其是在炎热、潮湿、闷热的夏季，皮脂腺更是超速运转，所以不应该过分地刺激它。频繁洗脸、吸油等会让本来就分泌很旺盛的皮脂腺分泌更加旺盛，肌肤的pH值被破坏，油分会越洗越多、越吸越多。应该选择合适的平衡油脂的产品，最好是一个系列，从洁肤到面膜到日常护理产品，进行不间断地综合调理，而非单纯地选择某一种控油的产品。有些混合性皮肤也应该注意这一点。

忌刺激皮肤，皮肤瘙痒时不能搔抓

当暴露在外界环境中的皮肤受到污染、紫外线的或其他刺激时，会引起肤色不均、色素沉淀、暗斑等现象，这是因为，受刺激皮肤会催化酪氨酸酶的释放，加速黑色素的积聚。尽管黑色素可以保护皮肤免受伤害，但过多的黑色素会导致黑色素聚集，在皮肤上留下色素沉淀或暗斑。另外，过分刺激还可能会让肌肤过敏，引起皮肤发炎、瘙痒，甚至感染。当肌肤出现不舒适的症状时，要避免用手指搔痒、抠抓，因为这些动作都很容易破坏肌肤的组织结构，造成肌肤松弛，甚至留下疤痕。

忌加重肌肤负担

想要拥有细腻、白皙的肌肤，首要的任务是给肌肤减压，不可人为给肌肤增加负担。平时应该注意的问题有：粗糙皮肤在脱皮时不要用手去抠它，这样会使皮肤留下痕迹；寒冷的天气，皮肤最容易产生敏感现象，不要使用有刺激性的精华素，不要用手触摸敏感部位，尽量不要上妆；如果发现是因为使用不适合的化妆品而导致的皮肤干燥、敏感、粗糙皮肤等，一定不要怕浪费，要尽早丢弃掉这类化妆品。用洗面奶洗脸，早上和晚上两次就够了。要是超过两次以上，会将必要的油脂和水分洗去，肌肤会变得干涩，另外要注意过度按摩也会给肌肤带来损伤。

忌皮肤"营养过剩"

美白爽肤水与舒缓晚霜同时抹上脸，精华液用完马上就涂隔离霜，深层清洁和去角质前后脚进行，这种将所有护肤品通通往脸上堆积的方法，极易造成肌肤"营养过剩"，引发接触性皮炎等一系列问题。很多人平均每天往脸上涂的护肤品为6层，还有人同时用五六种产品。但实际上，舒缓护肤品会令肌肤迅速放松，后涂上的美白成分就无法被吸收；先涂精华液，外面的隔离霜就会妨碍肌肤透气；而深层清洁和去角质同天进行，表皮细胞就会受伤。正确方法应该是，常用美白产品的人，只在疲惫的时候用舒缓晚霜即可；而隔离霜适合白天涂抹，夜间最好只用精华液，避免两者在脸上"打架"；深层洁肤可以经常进行，但去角质最好每周只用一次，而且去角质的那一天不要深层洁肤。

忌按摩脸部超时

护理皮肤并不是按摩时间越久越能达到效果。一般来说，中性皮肤的按摩时间为10分钟左右；干性皮肤的按摩时间可长些，一般为10~15分钟。由于按摩除了可以增加皮肤弹性和加快新陈代谢，还能够促进皮脂的分泌，因此油性皮肤的按摩时间应控制在10分钟之内。易敏感的皮肤的按摩时间也宜短不宜长，过敏性皮肤则最好不要做按摩。老年人由于新陈代谢较慢，可相应增加按摩时间；年轻人（25岁以下）因皮肤弹性和新陈代谢较好，按摩时间应略微缩短。过度按摩反而容易产生相反的效果。

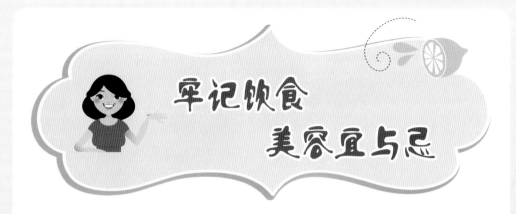

牢记饮食
美容宜与忌

饮食对于美容就像是一把双刃剑，一定要有正反两面的认识。了解好自己的皮肤后，就应该懂得如何让饮食在美容上发挥得淋漓尽致，掌握好饮食美容的宜与忌，将会利于美容养颜。

饮食美容应分年龄

女性饮食美容要视不同的年龄段进行，要针对不同情况食用不同的食物，这样才能收到最好的效果。

15～25岁正是女性月经来潮、生殖器官发育成熟的时期，随着卵巢的发育和激素的产生，皮脂腺分泌物也会增加，因此，要摄取足够的蛋白质、脂肪酸及多种维生素，如白菜、韭菜、豆芽、瘦肉、豆类等，同时注意少吃盐、多喝水。

25～30岁女性的额头及眼下会逐渐出现皱纹，皮下的油脂腺分泌减少，皮肤光泽感减弱，粗糙感增强，所以在饮食方面，除了养成坚持吃淡食、多饮水的良好饮食习惯外，还要多吃富含维生素C和B族维生素的食品，如荠菜、胡萝卜、西红柿、黄瓜、豌豆、木耳、牛奶等。

30～40岁女性的内分泌和卵巢功能逐渐减弱，皮肤易干燥，眼尾开始出现鱼尾纹，下巴肌肉开始松弛，这主要是体内缺乏水分和维生素的缘故，这一时期要坚持多喝水，早上起床后最好饮一杯200毫升左右的凉开水，饮食中除了多吃富含维生素较多的新鲜蔬菜瓜果外，还应注意补充富含胶原蛋白的动物蛋白质。

40～50岁女性进入更年期，卵巢功能减退，脑垂体前叶功能一时性亢进，致使植物神经功能紊乱而易于激动或忧郁，眼睑容易出现黑晕，应该多吃一些可促进胆固醇排泄、补气养血、延缓面部皮肤衰老的食品，如玉米、红薯、蘑菇、柠檬、核桃等，还应多吃一些富含维生素E的包菜、花菜、花生油等。

饮食美容宜分肤质

在日常生活中针对油性、干性和中性皮肤有意识地进行饮食调养，会使肌肤在不知不觉中发生好的转变。油性肤质的人皮脂分泌旺盛、毛孔粗大、毛细血管扩张，易生粉刺，饮食宜以平和、凉性的食物（如鲜笋、冬瓜、莲藕、白菜、白萝卜、包菜、西瓜、柚子、椰子、银鱼、兔肉等）为主。中性肤质的人皮肤柔软光滑、组织紧密、富有弹性。干性皮肤中水分含量少，表皮角质屑易脱落，易产生皱纹。中性皮肤、干性皮肤的人宜常吃豆类食品（如黄豆、赤豆、黑豆）、各种新鲜蔬菜，以及水果、海藻等碱性食物。

饮食美容宜营养平衡

想要得到靓丽的容颜，除了增加营养外，还要学会平衡对肌肤有益的营养，才能保证美容功效的全面合理。根据我们的膳食结构，至少应该每日饮用一袋牛奶，其中含钙量应在250毫克左右，这样能有效改善膳食中钙摄入量偏低现象。每日摄入碳水化合物250～350克，每日进食3～4份高蛋白食物（每份指的是瘦肉50克、鸡蛋2个、家禽肉100克、鱼虾100克），以鱼类、豆类蛋白为最佳。每日吃500克新鲜蔬菜及水果，这是保证健康、预防癌症的有效措施。蔬菜应多选食红黄色的，如胡萝卜、红薯、南瓜、西红柿等，因其内含丰富的胡萝卜素，可美白抗衰，改善皮肤粗糙，具有提高免疫力的作用。多饮绿茶，因绿茶有明显的抗肿瘤、抗感染作用。

饮食美容宜明智用餐

好的饮食习惯有助于皮肤的保养，明智用餐也有利于身体的健康苗条。你可以在安排饮食时将肉类换成豆腐，把煎炒类的菜肴换成清蒸类菜肴。吃西式快餐时可以把奶酪换成西红柿汁，把炸鸡换成烤鸡。记住一定要远离高脂肪食品，多进食蔬菜、豆腐，最好远离大分量的猪肉菜肴。这样的替换不仅能使女性远离高脂肪、保持身材苗条，还能均衡营养，从饮食上调理女性的身体状况，以内养外。

忌饮食无节制

饮食要有一定的节制，做到定时定量。过饥会使皮肤失去气血的濡养而干燥无华，过饱易引起肥胖，还会加重脾胃的负担，导致食阻而湿热积滞，引发各种湿疹、疮疖等皮肤病，严重影响皮肤的健康和美观。

忌抽烟

香烟中含有大量有损容颜的成分，应尽量不吸烟或少吸烟。烟草含尼古丁和一氧化碳，会得皮肤血液循环不佳，引起脑细胞缺氧，作用于甲状腺而使皮下脂肪减少，令人显得苍老。吸一支烟可消耗25毫克维生素C，另外，烟草中尚含甲醛、蚁酸、氨、酚和硫化合物等，有损皮肤状态，让皮肤色泽不佳。吸烟还会使头皮毛细管收缩，从而影响头发的正常生长发育。由此可见，烟草对美容极为不利。

忌喝酒

喝酒会减少皮肤中油脂数量，加快水分流失，间接影响皮肤的正常功能，烫热的白酒还会使头皮产生热气和湿气，引起脱发。酒精能毒害肝脏，损害肝脏功能。过量饮酒可加重肝脏负担（摄入的酒精主要依赖肝脏进行氧化分解），使肝细胞受损变性，最终导致肝硬化，医学上称之为"酒徒肝"。肝脏受损后，表现在脸上就是肤色蜡黄、晦暗、皱纹增多。为了保持良好容颜，还是尽量少饮酒为佳。

忌睡前大量饮水

脸部浮肿现象经常发生在习惯睡前大量喝水的人身上，这是因为睡前饮水会使血液循环效果变差。在睡眠中，人体常常会来不及将多余的废水排出去，水分滞留在微血管内，从而产生肌肤膨胀、浮肿现象。另外，在水分代谢的过程中，若废水无法顺利回收而停滞于微血管中，不但会发生浮肿现象，同时也因新鲜的氧气、养分和水分无法顺利被肌肤细胞吸收，连带使肤色暗沉。

◉ 忌饮食过于精细

大部分女性都喜欢吃精加工的食品，对没加工过的食物不屑一顾，这是不对的。没加工过的粗粮中含较多的植物纤维，植物纤维是一种不能被消化的物质，它包括纤维素、半纤维素、木质素、果胶质、树胶质和一些非纤维素糖。植物纤维可以促进肠蠕动，使人体排便顺畅，加强代谢功能，进而使肌肤变得更有光泽。经过加工的精细食品中，大部分的植物纤维都流失了，食物中若缺少植物纤维，残渣减少，容易导致便秘，而伴随出现的就是代谢功能紊乱、肤色暗沉、口气、暗疮等问题。日常生活中吃得过于精细，会减少植物纤维的摄入而影响美容。

◉ 忌饮食过于油腻

美容养颜饮食应以清淡平和为主，少吃油腻食物。因为油腻、含脂肪多的食物会抑制胃酸分泌，使食物在胃中停留时间延长，这样就会让人感到腹胀、不思饮食，皮肤没有得到及时的营养供应，容易出现松弛等现象。当体内水分蒸发过多时，皮肤处于一种相对缺水的状态，如果再进食油腻食物，势必加重这种状态。

◉ 忌盲目节食

爱美之心，人皆有之。现在很多女性都选择节食来减肥美体，殊不知节食确有其弊端。虽然节制饮食，体重会有所减经，但通常节食的人在一段时间后就会忍受不住美食的诱惑，重新摄入大量食品，这种恶性循环使得许多女性在节食减肥4~6个礼拜后体重又再度回升。在此过程中，皮肤备受其苦，一下子变松弛，一下子被拉紧，就如同橡皮筋一般，最终在过度疲乏之后失去弹性。另外，皮下脂肪组织对皮肤的弹性和光滑度起决定性的作用，在进行节食时，身体会发出警报，并且分解储存的皮下脂肪，这对肌肤的美容是有害处的。

◉ 忌过量吃感光蔬菜

并不是所有蔬菜都有美容的功效，芹菜、香菜、白萝卜等属于感光蔬菜，这些蔬菜让爱长斑的皮肤更容易冒出色斑。如果摄入过量，会加重皮肤上色素的沉着，使黑色素沉积在表皮细胞上，时间一长便会形成斑点。这主要是由于感光蔬菜对光比较敏感，当皮肤接触大量的紫外线时，长期进食含有感光成分的蔬菜后，就会让身体吸收部分紫外线，将之转化为色素沉积在细胞内，不利于肌肤的美容。

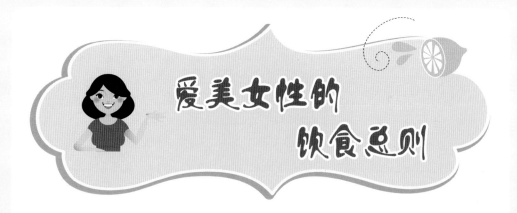

爱美女性的饮食总则

研究发现，皮肤的细腻和光洁程度，与真皮中透明质酸酶含量有密切关系，而透明质酸酶又与雌激素分泌量有密切关系。研究发现，卵巢分泌雌激素增加时，雌激素在真皮内与某些特异受体相结合，从而促进透明质酸酶的形成。所以水嫩肌肤可以靠正确的饮食调节内分泌吃出来，掌握以下饮食原则会让你拥有更美好的肌肤。

注意饮食，"吃"出健康和美丽

（1）适量饮水

人体组织液里含水量达72%，成年人体内含水量为58%～67%。当人体水分减少时，会导致皮肤干燥，皮脂腺分泌减少，从而使皮肤失去弹性，甚至出现皱纹。为了保证水分的摄入，每日饮水量应为1200毫升左右。

（2）常吃富含维生素的食物

维生素对于防止皮肤衰老，保持皮肤细腻滋润起着重要作用。日本学者发现维生素E对于皮肤抗衰有重要作用。因为维生素E能够破坏自由基的化学活性，从而抑制衰老。维生素E还有防止脂褐素沉着于皮肤的作用。科学家们发现，脂褐素的生成与过氧化脂类有关。含维生素E多的食物有包菜、葵花子油、菜籽油等。维生素A、维生素B_2也是皮肤光滑细润不可缺少的物质。当人体缺乏维生素A时，皮肤会变得干燥、粗糙有鳞屑；若缺乏维生素B_2时，会出现口角乳白、口唇皮肤开裂、脱屑及色素沉着。富含维生素A的食物有动物肝脏、鱼肝油、牛奶、奶油、禽蛋及橙红色的蔬菜和水果。富含维生素B_2的食物有动物肝、肾、心、蛋、奶等。

（3）多食含铁质的食物

想让皮肤光泽红润，需要供给充足的血液。铁是构成血液中血红素的主要成分之一，故应多食富含铁质的食物。如动物肝脏、蛋黄、海带、紫菜等。

（4）增加富含胶原蛋白和弹性蛋白食物的摄入量

胶原蛋白能使细胞变得丰满，从而使肌肤充盈，皱纹减少；弹性蛋白可使人的皮肤弹性增强，从而使皮肤光滑而富有弹性。富含胶原蛋白和弹性蛋白的食物有猪蹄、动物筋腱和猪皮等。

（5）要增加碱性食物的摄入

日常生活中常吃的鱼、肉、禽、蛋、粮谷等均为生理酸性食物。摄入过多酸性食物会使体液和血液中乳酸、尿酸含量增高。当有机酸不能及时排出体外时，就会侵蚀敏感的表皮细胞，使皮肤失去细腻和弹性。为了中和体内酸性成分，故应吃些生理碱性食物，如苹果、梨、柑橘和蔬菜等。

除了以上陈述的几招以外，皮肤还要避免外界的刺激。夏天的烈日，冬季的寒风，都会使皮肤变得粗糙，因而要根据季节的变化，适时采取防护措施。皮肤的清洗不要过于频繁。如反复摩擦，会使被破坏的皮肤细胞来不及再生。注意保护皮肤，避免接触过酸或过碱性物质，根据自己的皮肤选择合适的护肤品。

水果也是美容的无尽“源泉”

水果对于女人来说，无论是从外用或是食用，好处都是不胜枚举。但是水果究竟要如何吃、什么时间吃、吃多少份量、吃哪种水果，才会让女性朋友们的肌肤变得水水嫩嫩、白里透红呢？吃水果的时间是在早餐、或是餐前、或是两餐之间为最好！即把水果当早餐吃，或是午餐、晚餐的一个小时前，或是两餐之间的间隔时间，吃水果能够达到最大的效益。因为水果的养分大多是水溶性的，且容易被吸收，所以吃下去的水果养分，到了肠胃很快就会被消化吸收。但若是饭后吃水果，因为胃里面尚有其他食物等待消化，水果只好排在后面等，不仅达不到养分易被吸收的效果，还容易造成消化功能的混乱。餐前吃水果还有另一个好处，因为相同份量的水果比起其他食物热量较低，所以饭前吃水果能让胃部有饱足感，这样就会相对减少其他食物的热量摄取，对于想要瘦身的人很有帮助。要注意的是：有些水果不宜空腹吃，如西红柿、柿子、香蕉、橘子、甘蔗、荔枝等，因为某些特殊成分，可能会造成肠胃不适。

相信大家都听过"天天五蔬果"的观念，这是美国之前推行的防癌健康观念，一天至少要吃3份蔬菜+2份水果。而1份的意思就是约100克，大概是一个拳头大小的水果，差不多就是一个橙子、小苹果、或是奇异果，一天至少要吃2个以上。而在选择水果的时候，尽量选择不同类别颜色的水果，这样可以摄取到不同的养分。还应注意的是不同颜色水果也会有不同的功能，如紫色水果：如蓝莓、黑莓等，含花青素，能抗老化。白色水果：如梨、白桃等，含硫化物，可降低胆固醇。柚，含胡萝卜素，可提升免疫力。绿色水果：如奇异果、酪梨，含黄体素，可强健骨骼与牙齿。红色水果：如西瓜、西红柿，含番茄红素，能保护泌尿系统。

忌睡前进食

临睡前吃食物，往往会增加胃的负担，特别是巧克力、咖啡这类刺激性食物，不但刺激胃，还会刺激神经中枢，使人晚间处于兴奋状态，难以入眠，导致休息不足，早晨起来就会面庞浮肿、神色憔悴。因此，晚餐中应尽量避免或少量摄取盐分及酒精，以免晨起时面部及眼睛四周浮肿。对于容易失眠的人，睡前不妨喝一杯牛奶，因牛奶中所含的成分具有松弛神经之功效。

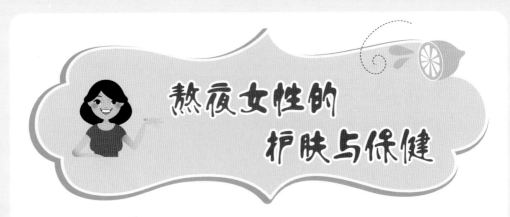

熬夜女性的护肤与保健

　　熬夜对于女性来说，绝对是"毁容"的主要杀手。现代社会竞争激烈，生活节奏越来越快，也有越来越多的年轻人加入了"午夜一族"，对于女性来说，这样做会导致内分泌失调，整天无精打采，从而影响工作和生活，更危害着女性身体的健康，也将使女人和美丽的肌肤失之交臂。那么女性在熬夜之后，该如何美容养颜呢？

熬夜女性如何护肤

　　（1）熬夜肌肤应增加水分

　　保养肌肤犹如炖萝卜，生萝卜加上酱油，不管怎么样都难以入味；萝卜要等到汤汁完全渗透后才会完全膨胀起来。人的肌肤也是相同的道理，以化妆水保养熬夜肌肤，要让肌肤完全吃透化妆水的水分，才能够完全浸润到肌肤细胞，激活循环。因此熬夜肌肤的补水强度应比日常护理大得多。

　　（2）熬夜肌肤应去角质

　　在做肌肤水保养时，不妨增加保养的时间和步骤，之后使用的乳液或是精华液抑或是霜都应该适当的减少用量，这样有助于重现肌肤的水润感。当肌肤有瘙痒感或是觉得难受时，以棉棒点上保湿霜在脸上不适的部位抹开薄薄的一层，可以起到镇静消炎的作用，保护肌肤隔离刺激源。若是皮肤在熬夜中呈现干燥脱皮的敏感现象，要赶紧为肌肤去角质，但注意由于此时肌肤已经相当脆弱，一定要选用温和的产品，采用温柔的手法去除角质，之后再使用强制手段为肌肤保湿。

　　（3）熬夜肌肤需细节保养

　　肌肤长时间地处于残妆、灰尘、辐射的笼罩下，毛孔堵塞，呼吸不够畅通，若不做好卸妆和清洁，补充再多的营养也是枉然，不能被吸收。所以卸妆和清洁是加班后要做的第一要事。即使没有化妆也要用专业卸妆产品清除脸上的隔离霜、粉底液。洗完脸之后在脸上敷上厚厚的一层保湿精华液，保证精华液能渗入到肌底细胞，修补保湿障壁。对外界环境要注意加强空气中的含水量，不妨在公司熬夜加班的办公桌上放一个小型加湿器。

（4）熬夜肌肤应仔细清洁

敷膏状的清洁面膜，能清理毛孔中的污垢、角栓。敷完面膜后要在脸上涂抹精华液积极保湿，同时配合上推的按摩手法，加强肌肤的弹性。对于毛孔粗大的肌肤，要稍微拉开，将精华液强制性地填进肌肤毛孔，可使效果加倍。日夜颠倒的疲惫肌，要改用弱酸性或氨基酸类的洁面产品，以保护健康的角质层，防止细菌入侵引发肌肤炎症。清洁面部后还要选择一款抗菌类的调理精华，如A酸、水杨酸等酸类凝胶的产品抗击痘痘。

（5）熬夜肌肤应适合按摩

长期熬夜的女性血液循环差，脸部水肿晦暗，建议每天早晚都要用按摩霜或保湿乳给肌肤按摩，乳液一定要选渗透吸收力强的，不要过于油腻的，否则会给肌肤造成负担。

按摩手法：眼周积水浮肿时可按摩淋巴，排水排毒。具体手法是沿着发际线至耳后，再到耳下，最后到锁骨。力道要拿捏好，水分才能排得顺畅。

熬夜后注意饮食

应该选择维生素含量高、富含蛋白质的食物，如牛肉、豆类、鱼类、水果等，并经常吃些核桃、大枣、桂圆等干果，可以缓解疲劳，而麦类、小米、玉米等则可以预防神经衰弱，其植物纤维可以促进大脑微循环畅通。

锻炼对于熬夜女性很重要

熬夜后会感觉精力不济，除了饮食要保证外还必须加强自身运动量，加强锻炼。这时候可以做一些简单的活动，如慢步走、打太极拳、按摩太阳穴等，有利于恢复体力，但是要避免在熬夜后进行激烈运动。

❀ 保养熬夜肌肤的常识

如果在夜间无法睡个美容觉，则要及时使用抗氧化、抗老化的产品。若是喜欢使用面膜，那么建议使用玻尿酸、甘油等温和型的保湿面膜，可以帮助血液循环不畅的身体吸收营养，改善肤色。

（1）晚餐补充维生素C

晚餐时多补充一些含维生素C或含有胶原蛋白的食物，有利于皮肤恢复弹性和光泽。动物肉皮富含胶原蛋白(胶原蛋白食品)；大量的水果(水果食品)中都富含维生素C，也可以口服1片维生素C；要少食辛辣食品，少饮酒，戒烟。

（2）睡觉晚，但是不要晚洗肤

中医认为肌肤保养要顺应环境及身体状态变化，因此不要等到睡觉前才清洁皮肤，尽量把洁面时间提前以减少肌肤负担，预防粉刺痘痘。洁面不妨使用能同时卸妆和清洁的二合一洁肤乳，2分钟搞定清洁。一些含有果酸或水杨酸的洁面乳深层清洁效果显著。尤其是水杨酸，它是目前唯一能够真正深入毛囊进行清洁动作的复合体成分，可以增进角质细胞新陈代谢的速度，减少皮肤表面废物和毒素的堆积，让你即使晚睡，也能远离疲倦的脸色。

（3）做好高度保湿护理

晚睡、熬夜和过度疲劳让肌肤锁水力变差，日渐干燥。所以洁面后要尽快涂上保湿效果好、易吸收的美容液。最好先用化妆棉沾满美容液，直到化妆棉呈透明状态，可以透视看到手指，然后从脸部中心开始，用使皮肤稍微下陷的力度轻轻按压肌肤。对于易干燥、易暗沉的眼部周围及嘴巴周围需进行细致涂抹；易干燥的脸颊要充分涂抹，最后用整个手掌，轻压肌肤上残留的化妆水，使其充分渗入肌肤。

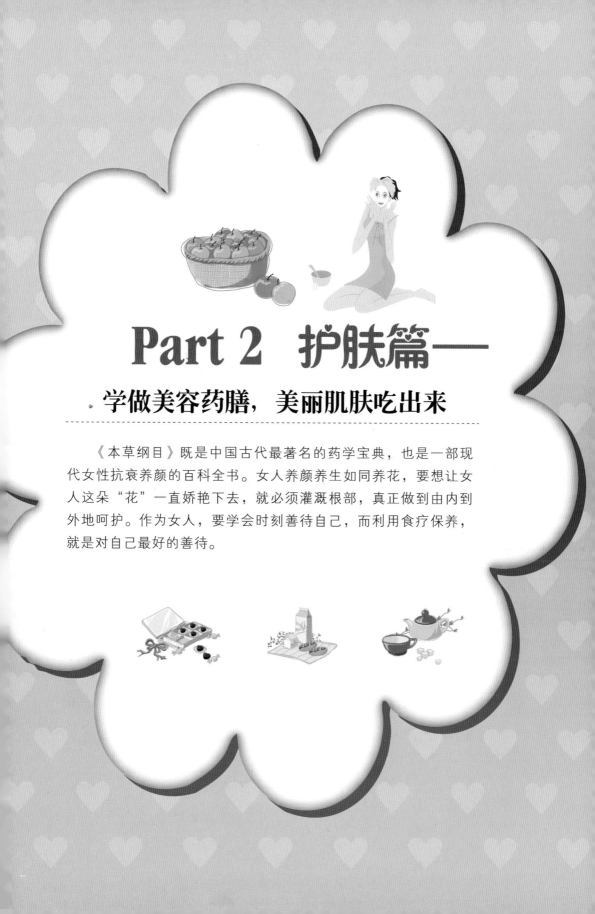

Part 2 护肤篇——

学做美容药膳，美丽肌肤吃出来

　　《本草纲目》既是中国古代最著名的药学宝典，也是一部现代女性抗衰养颜的百科全书。女人养颜养生如同养花，要想让女人这朵"花"一直娇艳下去，就必须灌溉根部，真正做到由内到外地呵护。作为女人，要学会时刻善待自己，而利用食疗保养，就是对自己最好的善待。

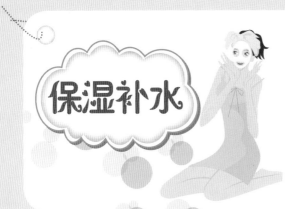

保湿补水

●女人皮肤健康主要是要有水嫩的、水灵灵的肌肤作为基础。如果肌肤缺水，色斑、皱纹和皮肤的一些炎症等问题就会找上你。既然水分对美容那么重要，那么究竟该如何补水呢？护肤品并非最佳选择，而食物和中药不仅能让身体和皮肤更健康，补水也更得宜。

白萝卜补水效果强

▶ **白萝卜**：白萝卜中含有多种维生素和矿物质，且维生素C的含量比梨和苹果高出8～10倍，同时白萝卜中还含有丰富的维生素E，两者都能起到防止因燥热导致皮肤干燥的作用。此外，白萝卜中还含有大量纤维素，能促进肠道蠕动，改善便秘、排毒养颜。

水果补水简单有效

▶**梨**：梨是缓解秋季干燥最宜选用的保健果品。不但能增加水分的摄入，还能补充大量维生素，有深层清洁及平衡油脂分泌的作用，特别适合油性及中性肌肤者食用。

▶**葡萄**：葡萄营养价值高，葡萄汁被科学家誉为"植物奶"。葡萄含大量的水分，极易被人体吸收，能促进血液循环，保护皮肤的胶原蛋白与弹性纤维，阻挡紫外线对皮肤的伤害。

中药补水效果明显

▶**百合**：百合鲜品除富含黏液质和B族维生素、维生素C等营养素外，还含有秋水仙碱等多种生物碱，具有良好的营养滋补之功，对秋燥而引起的多种皮肤问题有一定的防治功效。

▶**银耳**：银耳能润肺生津、滋阴养胃、益气安神。用银耳保湿养颜可内服外敷，内服可熬银耳羹食用，外敷将银耳熬成糊状涂脸，结合使用可有效调理青春痘、皮炎等。

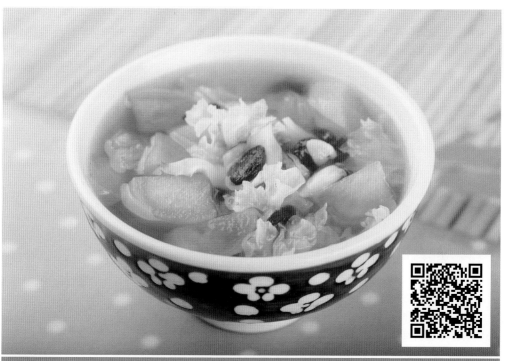

雪莲果百合银耳糖水

| 材料 |

水发银耳100克，雪莲果90克，冰糖40克，百合20克，枸杞10克

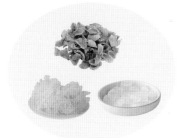

| 做法 |

①将洗净的银耳切小块。

②洗净去皮的雪莲果切开，再切成小块，备用。

③砂锅中注入适量清水，以大火烧开，倒入切好的银耳、雪莲果。

④放入洗净的百合、枸杞，搅拌匀，使食材散开。

⑤煮沸后用小火煮约20分钟，至食材熟软。

⑥揭盖，倒入备好的冰糖，搅拌匀。

⑦转大火续煮片刻，至糖分完全溶化。

⑧关火后盛出煮好的银耳糖水，装入碗中即成。

营养分析

　　百合洁白娇艳，鲜品富含黏液质及维生素，对皮肤细胞新陈代谢有益，常食百合，有一定的美容作用；银耳能滋阴润肺、嫩肤美容，与雪莲果、冰糖等同食，有助于滋润皮肤。

蜜蒸白萝卜

| 材料 |

白萝卜350克，枸杞8克，蜂蜜50克

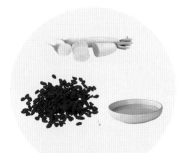

| 做法 |

①将洗净去皮的白萝卜切成片，备用。

②取一个干净的蒸盘。

③放上切好的白萝卜，摆好。

④再撒上洗净的枸杞，待用。

⑤蒸锅上火烧开，放入装有白萝卜的蒸盘。

⑥盖上盖，用大火蒸约5分钟，至白萝卜熟透。

⑦揭开盖，取出蒸好的萝卜片。

⑧趁热浇上蜂蜜即成。

营养分析

　　白萝卜中维生素C的含量比梨和苹果高出8～10倍。维生素C能防止皮肤的老化，阻止黑色色斑的形成，保持皮肤的白嫩。此外，白萝卜含有的植物纤维可促进肠胃的蠕动，消除便秘，起到排毒的作用，从而改善皮肤粗糙、粉刺等情况。

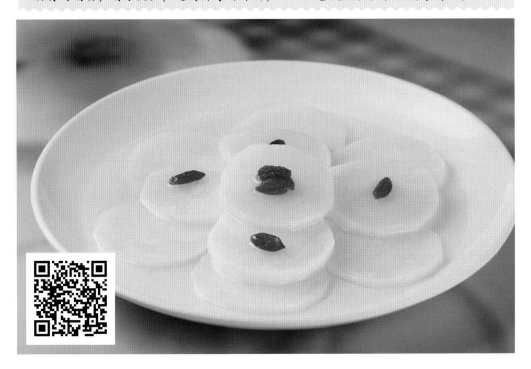

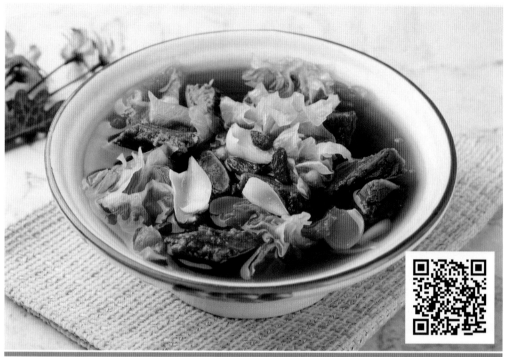

特别推荐 紫薯百合银耳汤

| 材料 |

紫薯50克，水发银耳95克，鲜百合30克，冰糖40克

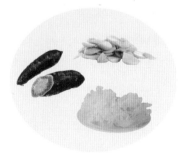

| 做法 |

①洗好的银耳切去黄色根部，再切成小块。

②洗净去皮的紫薯切厚片，再切条，改切成丁。

③砂锅中注入适量清水烧开。

④倒入切好的紫薯、银耳。

⑤盖上盖，烧开后用小火煮20分钟，至食材熟软。

⑥揭开盖，加入洗好的百合。

⑦倒入冰糖，搅拌匀。

⑧再盖上盖，用小火续煮5分钟，至冰糖溶化。

⑨揭开盖，把煮好的汤料盛出，装入汤碗中即可。

营养分析

　　紫薯富含纤维素，可促进肠胃蠕动，进而防止便秘，使皮肤变好；加上百合、银耳的滋阴祛斑、美容养颜、补虚损功效，可谓美容界的一道佳肴。

银耳雪梨白萝卜甜汤

| 材料 |

水发银耳120克，雪梨100克，白萝卜180克，冰糖40克

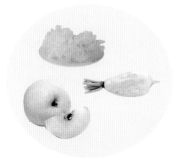

| 做法 |

①去皮洗净的雪梨切瓣，去核，再切成小块。

②洗好去皮的白萝卜对半切开，切成小块。

③洗净的银耳切去黄色根部，再切成小块。

④砂锅中注入适量清水烧开。

⑤放入白萝卜，加入雪梨块，倒入切好的银耳。

⑥烧开后，用小火炖30分钟，至食材熟软。

⑦揭开盖，放入冰糖。搅拌均匀。

⑧盖上盖，煮5分钟，至冰糖溶化。

⑨揭盖，盛出煮好的甜汤，装入汤碗中即可。

营养分析

　　银耳、雪梨能滋阴润肺，嫩肤美容；白萝卜具有下气、消食、除疾润肺、解毒生津、利尿通便的功效。三者同食，能为肌肤保湿。

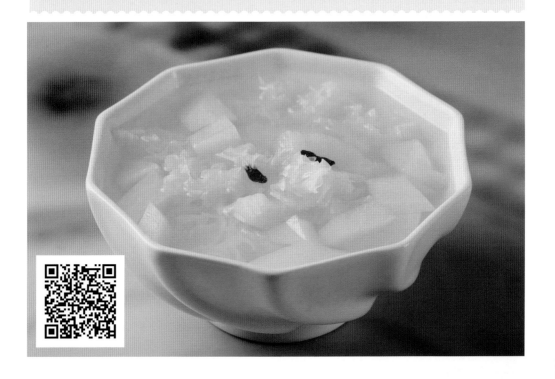

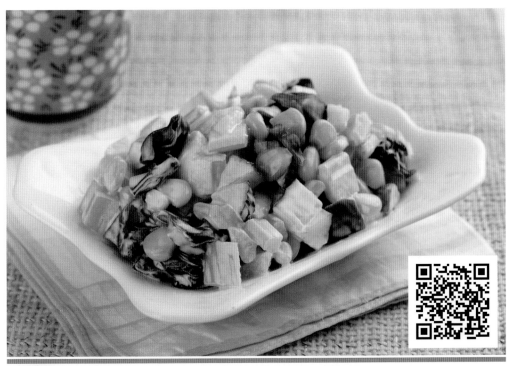

 特别推荐

紫甘蓝雪梨玉米沙拉

| 材料 |

紫甘蓝90克，雪梨120克，黄瓜100克，西芹70克，鲜玉米粒85克

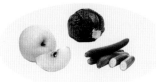

| 调料 |

盐2克，沙拉酱15克

| 做法 |

① 洗净的西芹、黄瓜切成丁。

② 洗净去皮的雪梨切开，去核，切成小块。

③ 洗好的紫甘蓝切条，切成小块。

④ 锅中注入适量清水烧开，放入少许盐。

⑤ 倒入洗净的玉米粒，煮半分钟，至其断生。

⑥ 加入紫甘蓝，再煮半分钟。

⑦ 把煮好的玉米粒和紫甘蓝捞出沥水，备用。

⑧ 将切好的西芹、雪梨、黄瓜倒入碗中。

⑨ 加入焯过水的紫甘蓝和玉米粒。

⑩ 倒入沙拉酱，用勺子搅拌匀即可。

营养分析

雪梨具生津润燥、清热化痰、养血生肌之功效，特别适合秋天皮肤干燥者食用；与紫甘蓝、黄瓜等搭配食用，润肤补水效果更佳。

罗汉果银耳炖雪梨

| 材料 |

罗汉果35克，雪梨200克，枸杞10克，水发银耳120克

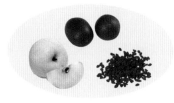

| 调料 |

冰糖20克

| 做法 |

①洗好的银耳切小块，备用。

②洗净的雪梨切块，去核，去皮，切瓣，切成丁。

③砂锅中注水烧开，放入洗好的枸杞、罗汉果。

④倒入切好的雪梨，放入银耳。

⑤盖上盖，烧开后用小火炖20分钟，至食材熟透。

⑥揭开盖，放入适量冰糖。

⑦拌匀，略煮片刻，至冰糖溶化。

⑧关火后盛出煮好的糖水，装入碗中即可。

营养分析

　　罗汉果有润肺止咳、生津止渴的功效；银耳、雪梨可滋阴润燥、清热护肤。三者搭配食用，可滋润皮肤，常食可使皮肤更加水嫩。

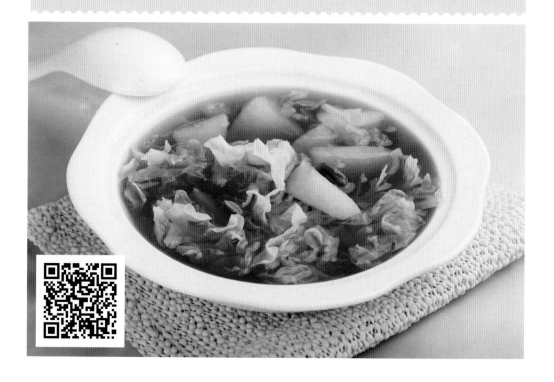

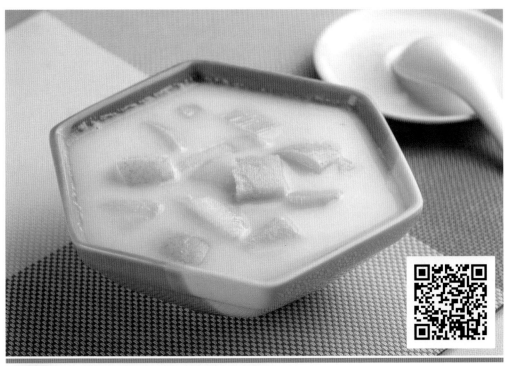

 特别推荐

甘蔗雪梨牛奶

| 材料 |

雪梨110克，甘蔗100克，冰糖40克，牛奶150毫升

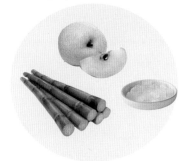

| 做法 |

①洗净去皮的甘蔗切成段。

②洗好的雪梨切开，去核，改切成小块。

③砂锅注水烧开，倒入切好的甘蔗、雪梨。

④盖上盖，烧开后用小火炖20分钟。

⑤揭开盖，放入冰糖，搅拌匀。

⑥再盖上盖，小火再炖5分钟，至食材熟透、入味。

⑦揭开盖，倒入备好的牛奶，搅拌匀，煮至沸。

⑧关火后盛出煮好的甜汤，装入汤碗中即可。

营养分析

　　此品具有清热解毒、生津止渴、和胃止呕、滋阴润燥等功效，适宜皮肤干燥、缺乏水分的女性食用。

香蕉葡萄汁

┃材料┃

香蕉150克，葡萄120克

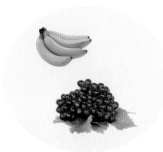

┃做法┃

①香蕉去皮，果肉切成小块，备用。

②取榨汁机，选择"搅拌"刀座组合，将洗好的葡萄倒入搅拌杯中。

③再加入切好的香蕉，倒入适量纯净水。

④盖上盖，选择"榨汁"功能，榨取果汁。

⑤揭开盖，将果汁倒入杯中即可。

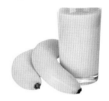

营养分析

　　香蕉味甘性寒，可清热润肠，促进肠胃蠕动，改善便秘，美容润肤；葡萄能滋肝肾、生津液、强筋骨，有补益气血、通利小便的作用。二者合用，对皮肤干燥、缺失水分等有改善作用。

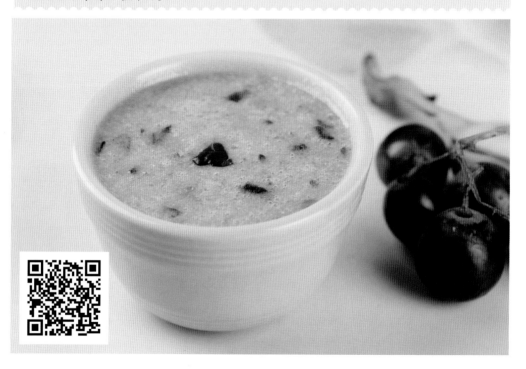

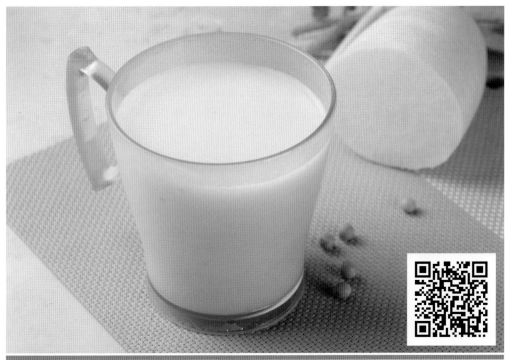

特别
推荐

白萝卜豆浆

| 材料 |

水发黄豆60克，白萝卜50克

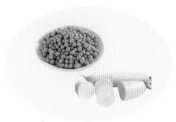

| 调料 |

白糖适量

| 做法 |

①洗净去皮的白萝卜切条，改切成小块。

②将已浸泡8小时的黄豆倒入碗中。

③加入适量清水，用手将黄豆搓洗干净。

④把洗好的黄豆倒入滤网，沥水。

⑤将黄豆、白萝卜倒入豆浆机中，注水至水位线。

⑥选择"五谷"程序，按"开始"键，打浆。

⑦待豆浆机运转约15分钟，即成豆浆。

⑧把豆浆倒入滤网，用汤匙搅拌，滤取豆浆。

⑨豆浆倒入碗中，放白糖，拌匀至其溶化。

⑩待稍微放凉后即可饮用。

营养分析

　　白萝卜中含有丰富的维生素A、维生素C等各种维生素，特别是维生素C的含量相当高。维生素C能防止皮肤的老化，阻止黑色色斑的形成，保持皮肤的白嫩，还可补水。

● 女人天生爱美，女性对皮肤白皙的追求孜孜不倦，所以有"一白遮三丑"的说法，甚至说追求美白是女人毕生的事业。虽然美白产品琳琅满目，但是美白效果越好，使用者所付出的代价就越高。其实，从中医学观点来讲，要想拥有白皙的皮肤，内外调理才是真正得当的方法。

美白褪黑饮食建议

提到美容，很多人首先想到的是去美容院。做一次美容的费用就要几百块，如果你受不住诱惑，在美容师的"花言巧语"下，你花的可能还不止这个价。其实，只要常食用蔬菜，吃对蔬菜，照样能够让你的肌肤光彩照人，其效果不亚于去美容院。研究发现，胡萝卜、白萝卜、甘薯、黄瓜、豌豆等都是护肤美容的优质蔬菜，日常饮食中可多摄取。

三步扫除黑色素

阻止黑色素沉淀，防晒是关键： 每次出门前30分钟涂抹一层防晒霜可以有效地起到防晒作用。有人觉得偶尔几次忘涂防晒霜也无妨，其实这种想法是不对的。日晒的影响是可以累积的，即使是间歇性的日晒，对皮肤的伤害也很大。也许短时间内无法看到后果，但时间一长肌肤必然会变黑，脸上会出现斑点，皮肤会老化，失去弹性，显得松弛、起皱。

要想皮肤白，进食需当心： 按照《本草纲目》的记载，多吃包菜、花菜、花生等富含维生素E的食物能抑制黑色素的形成，加速黑色素从表皮经血液循环排出体外。多吃猕猴桃、草莓、西红柿、橘子等富含维生素C的食物，能淡化和分解已经形成的黑色素，美白皮肤。而像动物肝脏、豆类制品、桃子等所含有的铜或锌则会使皮肤变黑。其次，茴香、香菜等食物会促进肌肤在受到日照后产生黑斑，属于感光食物，要少吃。

好习惯才能造就好皮肤： 好的习惯是相通的，要想肌肤水水嫩嫩，又白皙无瑕，就要做到：保证充足睡眠，学会调适身心，保持愉悦心情，少抽烟，少食辛辣食物，慎喝刺激性饮料。只有做到这些，肌肤才有可能柔嫩光润。

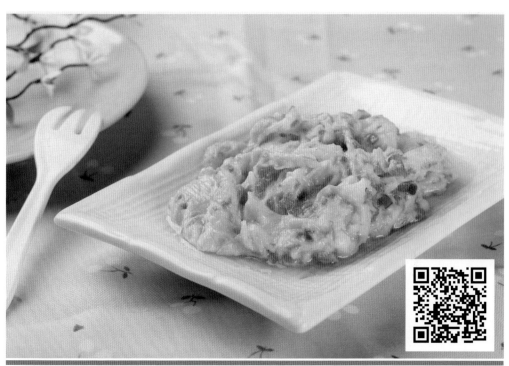

特别推荐

胡萝卜炒蛋

材料

胡萝卜100克，鸡蛋2个，葱花少许

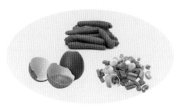

调料

盐4克，鸡粉2克，水淀粉、食用油各适量

做法

①将去皮洗净的胡萝卜切片，切成丝，再切成粒。

②鸡蛋打入碗中，用筷子打散调匀，备用。

③锅中注水烧开，放入2克盐，倒入胡萝卜粒，焯煮半分钟至其八成熟。

④把焯过水的胡萝卜粒捞出，备用。

⑤把胡萝卜粒倒入蛋液中。

⑥加入适量盐、鸡粉、水淀粉，撒葱花搅拌匀。

⑦用油起锅，倒入调好的蛋液。

⑧搅拌，翻炒至成型。

⑨将炒好的鸡蛋盛出，装盘即可。

营养分析

　　胡萝卜富含维生素A，维生素A能维持人体上皮细胞的功能，使其分泌糖蛋白，用以保持肌肤湿润细嫩，所以经常吃此菜，可使肌肤保持光彩照人。

芹菜烧豆腐

| 材料 |

芹菜40克，豆腐220克，蒜末、红椒圈各少许

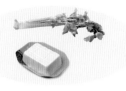

| 调料 |

盐3克，鸡粉少许，生抽2毫升，老抽、水淀粉、食用油各适量

| 做法 |

①将洗净的芹菜对半切开，改切成段。

②洗好的豆腐切厚片，改切成小块。

③锅中注水烧开，放入盐、豆腐，煮2分30秒。

④捞出焯好的豆腐，沥干水分，装入盘中，待用。

⑤另起锅，注适量食用油烧热，倒入蒜末，爆香。

⑥放入芹菜，翻炒片刻，加水、生抽、盐、鸡粉。

⑦倒入豆腐，煮至沸，再加入适量老抽，拌匀，煮2分钟至豆腐入味。

⑧倒入适量水淀粉，炒匀，使汤汁浓稠。

⑨起锅，盛出炒好的菜，装盘，放上红椒圈即成。

营养分析

　　芹菜是经肠内消化作用产生一种木质素或肠内脂的物质，这类物质是一种抗氧化剂。芹菜与豆腐同食可以有效帮助皮肤抗衰老，达到美白护肤的功效。

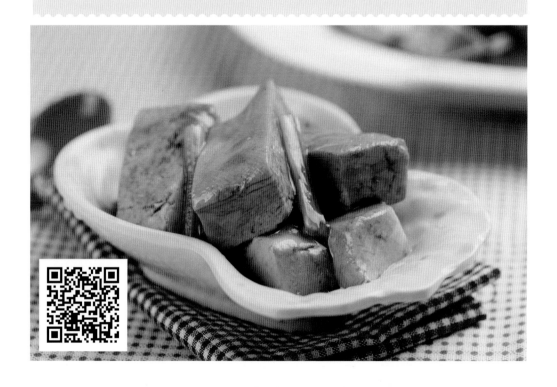

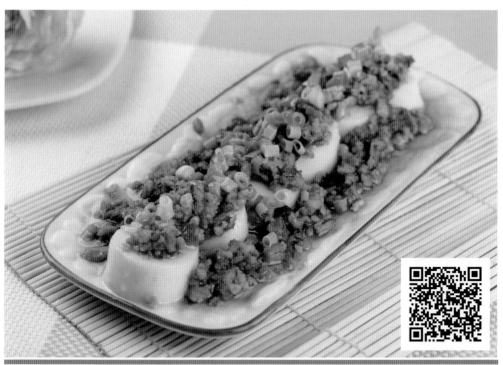

西红柿肉末蒸日本豆腐

| 材料 |

西红柿100克，日本豆腐100克，肉末80克，葱花少许

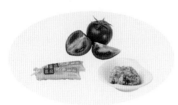

| 调料 |

盐3克，鸡粉2克，料酒、生抽、水淀粉、食用油各适量

| 做法 |

①日本豆腐去除外包装，切成棋子状的小块。

②洗净的西红柿切小瓣，再切成丁。

③用油起锅，倒入肉末翻炒，淋料酒炒香，倒入生抽，加盐、鸡粉，炒匀调味。

④放入切好的西红柿，翻炒匀。

⑤倒入适量水淀粉勾芡，炒制成酱料，待用。

⑥取一个干净的蒸盘，放上切好的日本豆腐，摆好，再铺上酱料。

⑦蒸锅上火烧开，放入蒸盘，大火蒸至食材熟透。

⑧取出，趁热撒上葱花，浇上少许热油即可。

营养分析

西红柿中含有丰富的抗氧化剂，而抗氧化剂可以防止自由基对皮肤的破坏，具有明显的美容抗皱的效果。西红柿与日本豆腐同食，可美白皮肤。

山药红枣猪蹄汤

❙ 材料 ❙

山药200克，猪蹄400克，姜块20克，红枣20克

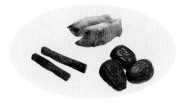

❙ 调料 ❙

白醋10毫升，料酒10毫升，盐2克，鸡粉2克

❙ 做法 ❙

①山药洗净去皮，切块，放入水中，备用。

②锅中注水烧开，倒入处理好的猪蹄，倒入白醋，汆去血水，用汤勺捞出浮沫，捞出备用。

③取一个砂锅，倒入适量清水，煮至沸腾，放入红枣、猪蹄、姜块，淋入适量料酒。

④盖上锅盖，用小火炖30分钟。

⑤揭开盖，放入切好的山药，搅拌均匀。

⑥盖上盖，用小火炖20分钟。

⑦揭开锅盖，放适量盐、鸡粉，搅匀至入味即可。

营养分析

红枣中含有非常丰富的维生素C和环-磷酸腺苷，能够促进我们肌肤细胞的代谢，防止黑色素沉着，与山药、猪蹄合食，可让肌肤越来越洁白细滑，达到美白、祛斑的美容护肤功效。

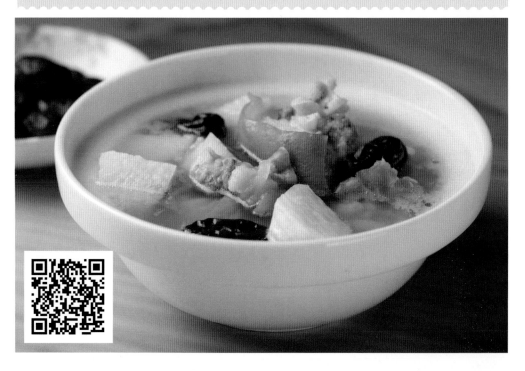

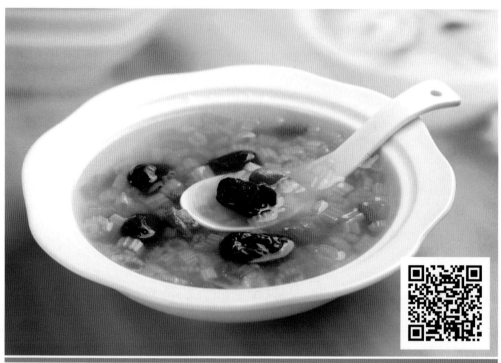

 特别推荐

枸杞红枣芹菜汤

| 材料 |

芹菜100克，红枣20克，枸杞10克

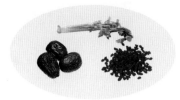

| 调料 |

盐2克，食用油适量

| 做法 |

①将洗净的芹菜切成粒。

②装入盘中，待用。

③锅中注水烧开，放入洗净的红枣、枸杞。

④盖上盖子，煮沸后用小火煮约15分钟，至食材析出营养物质。

⑤取下盖子，加入少许盐、食用油。

⑥略微搅拌，再放入芹菜粒，搅拌匀。

⑦用大火煮一会儿，至食材熟透、入味。

⑧关火后盛出煮好的芹菜汤，装入汤碗中即成。

营养分析

芹菜是高纤维食物，可加快肠道蠕动，促进排毒，并且在肠内消化产生一种抗氧化剂。芹菜与富含维生素C的红枣同食，可起到美白护肤的功效。

松仁豆腐

| 材料 |

松仁15克，豆腐200克，彩椒35克，干贝12克，葱花、姜末各少许

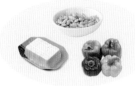

| 调料 |

盐2克，料酒、生抽、老抽、水淀粉、食用油各适量

| 做法 |

① 将洗净的彩椒切成片；洗好的豆腐切成长方块。
② 热锅注油烧至四成热，放入松仁炸出香味，捞出。
③ 待油温烧至六成热，放入豆腐块炸至微黄。
④ 把炸好的豆腐块捞出，备用。
⑤ 锅底留油，下入姜末，爆香，放入洗好的干贝。
⑥ 淋入料酒，倒入彩椒，略炒。
⑦ 加入适量清水，放入盐、生抽、老抽，拌匀。
⑧ 倒入豆腐块，摊开，煮约2分钟至入味。
⑨ 用大火收汁，倒入水淀粉，拌炒至汤汁浓稠。
⑩ 关火，盛出装盘，撒上松仁，再放入葱花即可。

营养分析

豆腐蕴含着丰富的大豆异黄酮、优质蛋白质、钙及维生素E，具有很强的抗氧化作用，对肌肤具有高度的润泽与美白作用；松子可润肠通便。二者搭配食用，肌肤会变得又白又嫩。

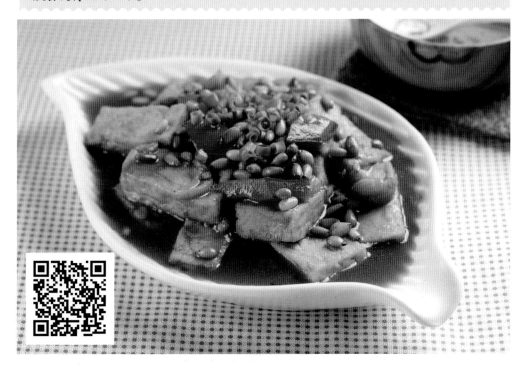

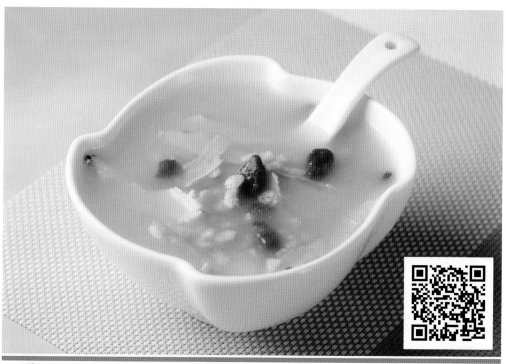

 特别推荐

玉竹燕麦粥

| 材料 |

燕麦150克，玉竹15克，枸杞8克

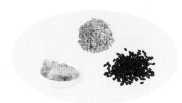

| 调料 |

蜂蜜15克

| 做法 |

①砂锅中注入适量清水烧开，放入洗净的燕麦。

②倒入洗好的玉竹、枸杞，快速搅拌匀。

③盖上盖，以大火煮沸后转用小火煮约30分钟，至燕麦熟透。

④揭盖，加入适量蜂蜜，转中火拌匀，略煮片刻，至蜂蜜溶化。

⑤关火后盛出煮好的燕麦粥，装入碗中即成。

营养分析

　　燕麦中含有燕麦蛋白、燕麦肽、燕麦β-葡聚糖、燕麦油等成分，具有抗氧化功效，能增加肌肤活性、延缓肌肤衰老、美白保湿、减少皱纹色斑、抗过敏。

豌豆糊

| 材料 |

豌豆120克，鸡汤200毫升

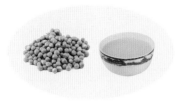

| 调料 |

盐少许

| 做法 |

① 汤锅中注入适量清水，倒入洗好的豌豆。

② 盖上锅盖，烧开后用小火煮15分钟至熟。

③ 捞出煮熟的豌豆，沥干水分，装入碗中，备用。

④ 取榨汁机，选搅拌刀座组合，倒入豌豆。

⑤ 倒入100毫升鸡汤。

⑥ 盖上盖子，选择"搅拌"功能，榨取豌豆鸡汤汁，倒入碗中，待用。

⑦ 把剩余的鸡汤倒入汤锅中。

⑧ 加入豌豆鸡汤汁，用锅勺搅散，用小火煮沸。

⑨ 放入少许盐，快速搅匀，调味即可。

营养分析

现代研究发现，豌豆含有丰富的维生素A原，维生素A原可在体内转化为维生素A，具有润泽皮肤的作用。

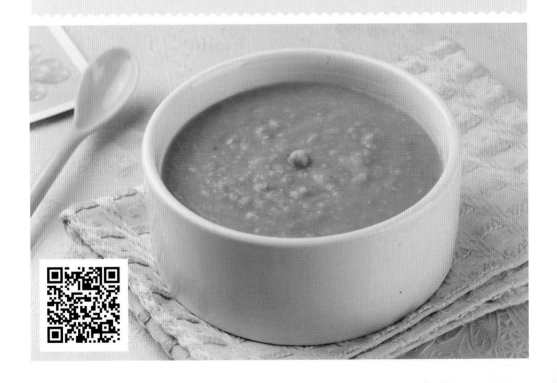

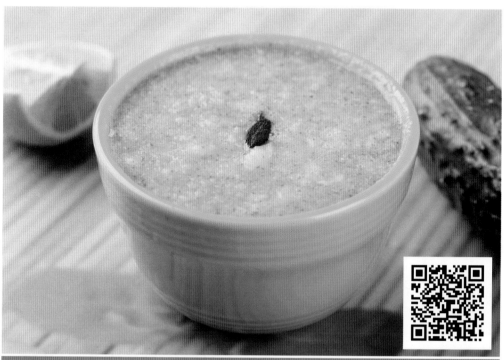

 特别推荐

黄瓜柠檬汁

|材料|

黄瓜120克，柠檬70克

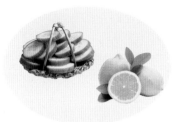

|调料|

蜂蜜10毫升

|做法|

①洗好的黄瓜切开，再切条，改切成丁。

②洗净的柠檬切成片，备用。

③取榨汁机，选择"搅拌"刀座组合，将切好的黄瓜、柠檬倒入搅拌杯中。

④加入适量矿泉水。

⑤盖上盖，选择"榨汁"功能，榨取蔬果汁。

⑥揭开盖，加入适量蜂蜜。

⑦盖上盖，搅拌均匀。

⑧揭开盖，将蔬果汁倒入杯中即可。

营养分析

　　柠檬中含有丰富的有机酸、柠檬酸，是高度碱性食品，具有很强的抗氧化作用，对促进肌肤的新陈代谢、延缓衰老及抑制色素沉着等十分有效；黄瓜可平和除湿，可以收敛和消除皮肤皱纹，对皮肤较黑的人效果尤佳。

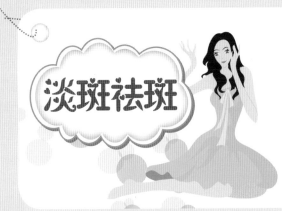

● 中草药对于淡斑祛斑很有效果。中医强调人体是一个有机的整体，只有各脏腑功能正常，气血处于充盈的状态，经脉畅通，人的五官、指甲才能得到滋润，肌肤才能自然、光洁、细腻，没有斑点。研究证明，在食疗基础上配合理气药物能达到活血化瘀的效果，也就能从根本上祛除肌肤瑕疵、淡斑祛斑。

内外调理相结合，斑点去无踪

皮肤长斑的内部原因：遗传基因、压力过大、内分泌失调、新陈代谢缓慢等。当人感受到压力时，就会分泌肾上腺素，以抵御压力的侵袭。一旦受到长期的压力困扰，人体新陈代谢的平衡就会遭到破坏，皮肤所需的营养供应趋于缓慢，色素母细胞就会变得很活跃，容易造成长斑现象，因此得学会调节心情。想脸上无斑应避免服用避孕药，避孕药里所含的雌激素会刺激色素母细胞分泌麦拉宁色素而形成不均匀的斑点，虽然在服药中断后分泌会停止，但色素仍会在皮肤上停留很长一段时间。因此长斑的女性应养成良好的生活与饮食习惯，适当减压，多吃瓜果蔬菜。

皮肤长斑的外部原因：紫外线的照射以及不良的清洁习惯、错误使用化妆品等。使用了不适合自己皮肤的化妆品，导致皮肤过敏，在治疗的过程中如过量照射到紫外线，皮肤会为了抵御外界的侵害，在有炎症的部位聚集麦拉宁色素，这样会出现色素沉着的问题。对此，应选择适合自己的化妆品，预防色素沉淀。紫外线的强烈照射也是让皮肤长斑的重要因素。无论是夏天还是冬天，屋外还是屋内，对于紫外线我们都不能忽视，要做好足够的准备来对抗。

中药祛斑——还你洁净肌肤

▶**当归**：当归有补血活血、调经止痛、润肠通便的功能，一般用于血虚萎黄、晕眩心悸、月经不调、闭经痛经、虚寒腹痛、肠燥便秘等病症，对于女性调理气血，淡斑效果很好。

▶**红花**：红花又名草红、刺红花、杜红花、金红花，具有活血通经、祛瘀止痛的作用，常用于治疗闭经、痛经、恶露不尽、症瘕痞块等症状。红花可调节女性内分泌，排出肌肤毒素。

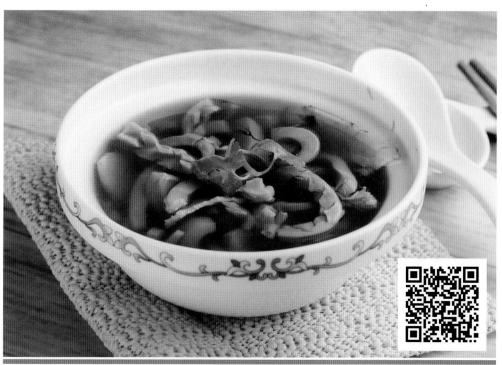

特别推荐

红花当归炖鱿鱼

| 材料 |

鱿鱼干200克，红花6克，当归8克，姜片20克，葱条少许

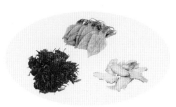

| 调料 |

料酒10毫升，盐2克，鸡粉2克，胡椒粉适量

| 做法 |

①锅中注入适量清水烧开。

②倒入鱿鱼干，搅散，煮至沸，氽去杂质。

③捞出氽煮好的鱿鱼，沥干水分，待用。

④锅中注水烧开，淋入适量料酒。

⑤加入少许盐、鸡粉、胡椒粉。

⑥放入备好的红花、当归，加入姜片、葱条。

⑦倒入鱿鱼干拌匀煮沸，盛出，装入碗中。

⑧将碗放入烧开的蒸锅中，用中火隔水炖40分钟，至食材熟透。

⑨将炖好的汤料取出，捞出葱条即可。

营养分析

　　此品具有活血通经、散瘀止痛的功效，可淡化女性由于气血不足、月经不调导致的色斑。

芦荟银耳炖雪梨

| 材料 |

芦荟85克，水发银耳130克，红薯100克，雪梨110克，冰糖40克，枸杞10克

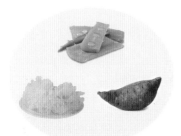

| 做法 |

①去皮洗净的雪梨切成四瓣，剔核，切成小块。
②去皮洗好的红薯切成小块。
③处理好的芦荟切成小块。
④泡发冻好的银耳切去黄色根部，切成小块。
⑤锅中注水烧开，倒入红薯、银耳、雪梨，拌匀。
⑥盖上盖子，小火炖20分钟。
⑦掀开盖子，放入冰糖、枸杞，芦荟，搅匀。
⑧盖上盖子，小火再炖5分钟。
⑨掀开盖子，搅动使其更入味。
⑩盛出炖好的甜汤装入碗中即可。

营养分析

　　芦荟中的活性成分对防止黑色素的生成及沉淀有显著作用，因此芦荟有祛斑的功能；与滋阴润肺、清热美肤的银耳、雪梨同食，祛斑效果更好。

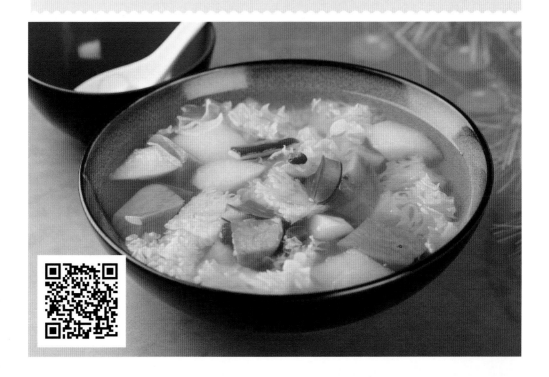

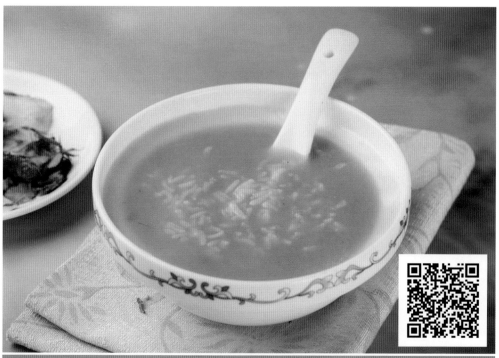

 特别推荐

当归黄芪红花粥

| 材料 |

水发大米170克，黄芪、当归各15克，红花、川芎各5克

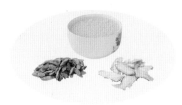

| 调料 |

盐、鸡粉各2克，鸡汁少许

| 做法 |

①砂锅中注入适量清水烧开，放入洗净的黄芪、当归、红花、川芎。

②倒入适量鸡汁，搅拌匀，用大火煮沸。

③转小火煮约20分钟，至药材析出有效成分。

④捞出药材及杂质，倒入洗净的大米，搅拌匀。

⑤烧开后用小火煮约30分钟，至米粒熟透。

⑥揭盖，加入少许盐、鸡粉调味。

⑦转中火搅拌一会儿，至粥入味。

⑧关火后盛出煮好的粥，装入碗中即成。

营养分析

　　此品具有活血通经、祛瘀止痛、补气健脾的功效，对因气血不足引起的色素沉着、斑点等有改善作用。

红花煮鸡蛋

| 材料 |

鸡蛋2个，红花7克，桃仁20克，姜片25克

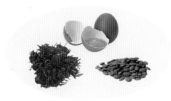

| 调料 |

盐2克

| 做法 |

①鸡蛋打入碗中，待用。

②砂锅中注入适量清水烧开，倒入姜片、桃仁、红花，搅拌均匀。

③盖上盖，用小火煮15分钟，至药材析出有效成分。揭开盖，倒入蛋液。

④盖上盖，用小火续煮5分钟，至食材熟透。

⑤揭盖，加入少许盐，搅拌几下。

⑥关火后把煮好的食材盛出，装入盘中即可。

营养分析

　　红花具有活血通经、祛瘀止痛的作用，此品有活血化瘀、散湿去肿、祛热安神的功效，常食可淡斑祛斑。

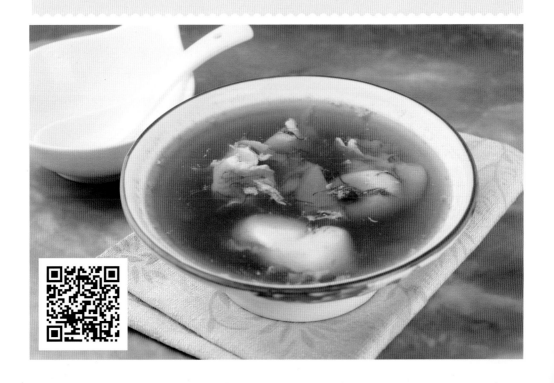

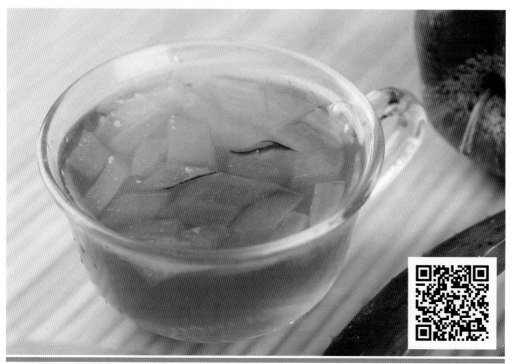

特别推荐

芦荟醋

| 材料 |

芦荟100克，苹果醋300毫升

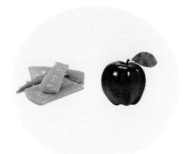

| 做法 |

①洗好的芦荟切去两侧的刺，去皮，再小块备用。

②将切好的芦荟倒入杯中。

③加入适量苹果醋。

④用勺子搅拌均匀。

⑤浸泡一会，入味即可食用。

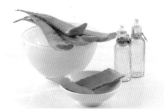

营养分析

　　醋能使皮肤吸收到一些十分需要的营养素，从而起到松软皮肤、增强皮肤活力的作用；芦荟中的活性成分对防止黑色素的生成及沉淀有显著作用，因此本品有祛斑的功能。

当归桂圆茶

| 材料 |

当归8克，桂圆肉25克

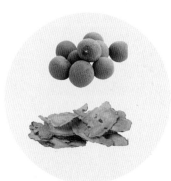

| 做法 |

①砂锅中注入适量清水烧开。

②放入洗净的当归、桂圆肉，搅拌匀。

③盖上盖，用小火煮约20分钟。

④揭盖，盛出煮好的药茶，装入碗中即可。

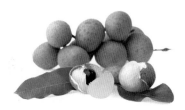

营养分析

　　此品具有补中益气、补血活血、调经止痛、润燥滑肠的功效，经常饮用有助改善色斑。

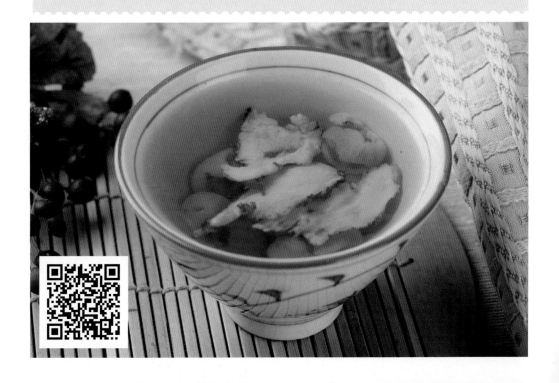

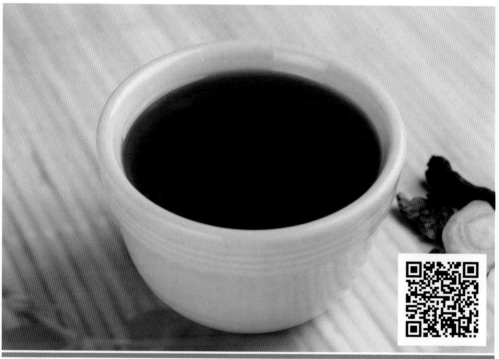

特别推荐

葛根丹参首乌茶

| 材料 |

葛根15克，丹参10克，黄精10克，制首乌10克，桑寄生10克

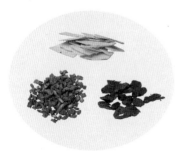

| 做法 |

①砂锅中注入适量清水烧开。

②依次放入葛根、丹参、黄精、制首乌、桑寄生。

③盖上盖，用小火煮20分钟。

④揭开盖，将药材及杂质捞干净。

⑤把煮好的药茶盛出，装入杯中，稍微放凉即可。

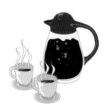

营养分析

此品具有滋身健体、抗衰老、降压、降糖、降脂、增加皮肤弹性、润肤等功效，坚持饮用能祛斑淡斑。

鱼腥草山楂饮

| 材料 |

鱼腥草50克，干山楂20克

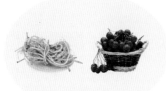

| 调料 |

蜂蜜10克

| 做法 |

①砂锅中注入适量清水烧开。

②倒入洗净的鱼腥草、干山楂。

③盖上盖，用小火炖20分钟，至其析出有效成分。

④关火后揭开盖，盛出煮好的药茶，装入碗中。

⑤加入适量蜂蜜，调匀。

⑥静置一会儿，待稍微放凉后即可饮用。

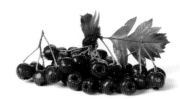

营养分析

　　此品具有抗菌、抗病毒、健脾开胃、消食化滞、活血化痰、提高机体免疫力、利尿等功效，经常饮用对色斑有改善作用。

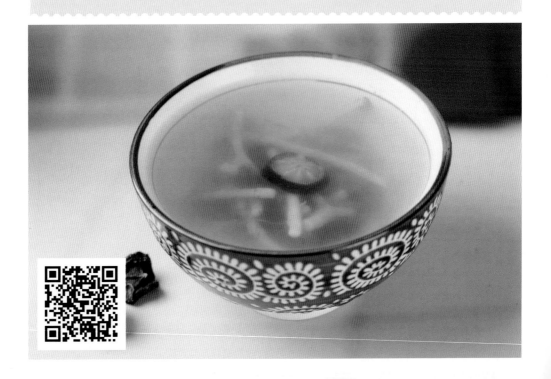

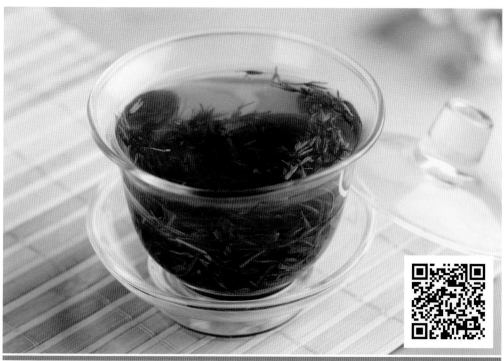

红花茶

| 材料 |

绿茶叶4克，红花3克

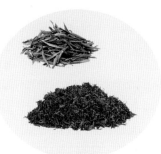

| 做法 |

①取一个干净的茶杯，放入备好的绿茶叶、红花。

②注入少许开水，清洗一遍，去除杂质。

③倒出杯中的热水，再注入适量开水。

④盖上杯盖，泡约3分钟，至茶水散出香味。

⑤揭盖，趁热饮用即可。

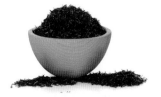

营养分析

　　此品具有活血通经、散瘀止痛的功效，适用于经闭、痛经、恶露不行、瘀滞腹痛、胸胁刺痛等症，常喝有助于祛斑。

● 痤疮俗称青春痘，为慢性炎症性毛囊皮脂腺疾病。好发于青春期的男性和女性，男性略多于女性，但女性发病早于男性。很多战"痘"青年为何百战不胜呢？因为很多误区成为战"痘"过程中的拦路虎。长了青春痘应注意内外兼治，既要注意脸部的清洁，也要注重饮食的科学搭配。

青春痘患者的日常护理要点

　　青春痘是由于皮脂分泌旺盛，加之痤疮棒状杆菌、金葡菌及人螨感染，毛囊口阻塞等多种因素。患者除在患病期间合理用药外，日常护理很重要。首先、生活要规律，不要熬夜，避免急躁情绪，不要长时间对电脑，避免在粉尘大的环境中逗留；其次，要彻底清洁皮肤，用温水洗脸，建议用硫磺香皂和深层洁肤乳洗涤。以由内向外、由下向上打圈的方法洗脸，晚间清洗尤其重要；再次、每周两次面膜，使皮肤再次彻底清洁并清除阻塞毛孔的角栓，有效预防痤疮的发生；最后，要适当外用有效的控油类护肤品。如果情况严重，应到医院开处方药，杜绝激素类外用药。

青春痘患者的饮食调理要点

　　少吃刺激性食品：中医认为，痘痘的产生与内分泌失调有着密不可分的关系，而且多半都是由于肺胃湿热所致。长期食用辛辣刺激、煎炸油腻食物的人群更容易产生痘痘，而且甜品同样也存在有诱发青春痘的危险，因此对于这些食物千万不要过量食用。

　　补充B族维生素：在平时应该适量多吃一些含B族维生素的食物，能够有效抑制脂溢性皮炎的发生，而且维生素B_6还是脂肪代谢过程中的重要成分。如黄豆、豌豆、酵母、鸡、牛、瘦肉、胡萝卜、香蕉、葡萄等食物中都含有丰富的B族维生素，可帮助我们有效防治青春痘。

　　三餐无糖少油：一日三餐最好无糖少油，可乐、果汁、巧克力等食物要尽量少吃，特别是不要安排在三餐中食用。除此之外，对于一些奶油蛋糕、油炸食物，生葱、生蒜、辣椒等也要少吃，这样可以减少糖、油以及刺激性食物的摄入量。

　　多吃高纤维食物：多吃一些富含膳食纤维的食物同样能够帮助我们治疗青春痘，比如红薯、竹笋、芹菜等，保持大便的通常最终达到防治青春痘的作用。

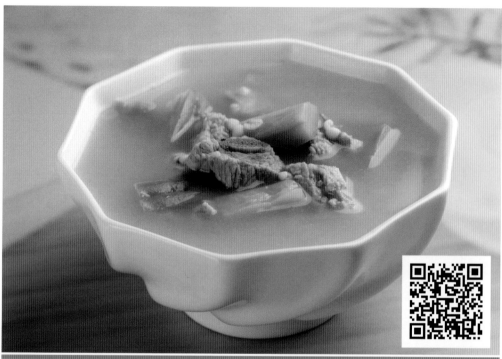

特别推荐 苦瓜薏米排骨汤

| 材料 |

排骨段200克，苦瓜100克，水发薏米90克，姜片10克

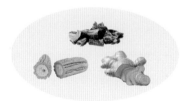

| 调料 |

盐、鸡粉各少许，料酒8毫升

| 做法 |

① 将洗净的苦瓜对半切开，去除瓜瓤。

② 再把瓜肉切成条形，改成小段，备用。

③ 锅中注水烧开，倒入排骨段，淋料酒搅拌匀。

④ 煮约半分钟至沸，掠去浮沫，捞出，沥干待用。

⑤ 砂锅中注水烧开，放入余过水的排骨段。

⑥ 撒上姜片，倒入薏米，淋上少许料酒提味，略微搅拌，煮沸后转小火煮约30分钟，至排骨七成熟。

⑦ 倒入苦瓜续煮约15分钟，至全部食材熟透。

⑧ 加入少许盐、鸡粉，搅匀调味，略煮片刻至汤汁入味即成。

营养分析

　　苦瓜含丰富的维生素B_1、维生素C及矿物质，可清热解毒，长期食用，能保持精力旺盛，对治疗青春痘有很大益处，与薏米同食，还能瘦身减肥。

玫瑰薏米粥

| 材料 |

水发大米90克，水发薏米、水发小米各80克，红糖50克，玫瑰花6克

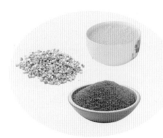

| 做法 |

① 砂锅中注入适量清水烧开。

② 放入洗净的玫瑰花，拌匀。

③ 倒入洗好的大米、薏米、小米，搅拌匀。

④ 烧开后用小火煮约30分钟，至食材熟透。

⑤ 揭盖，倒入备好的红糖，快速搅拌匀。

⑥ 转中火，再煮一会儿，至糖分完全溶于米粥中。

⑦ 关火后盛出煮好的米粥。

⑧ 装入汤碗中，待稍微冷却后即可食用。

营养分析

　　小米含有较多的蛋白质、纤维素、B族维生素、钙、钾、铁等营养成分，有滋阴养血的功效。薏米有清热解毒的作用，对于消炎、美容有很多益处。常食此粥可清毒祛痘，嫩肤美白。

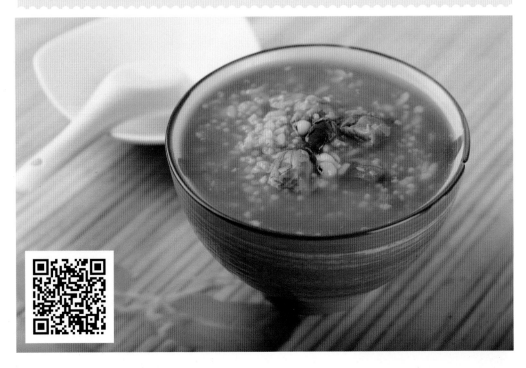

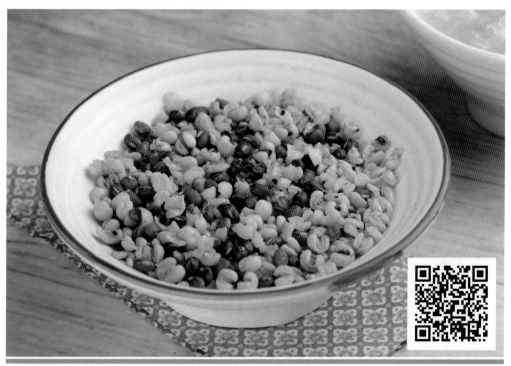

 特别推荐 **红豆薏米饭**

| 材料 |

水发红豆100克，水发米90克，水发米90克

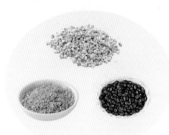

| 做法 |

①把洗好的糙米装入碗中。

②放入洗净的薏米、红豆，搅拌匀。

③在碗中注入适量清水。

④将装有食材的碗放入烧开的蒸锅中。

⑤盖上盖，用中火蒸30分钟，至食材熟透。

⑥揭开盖，取出蒸好的红豆薏米饭即可。

营养分析

红豆具有利水除湿、和血排脓、消肿解毒的功效；薏米还具有一定的抑菌、抗病毒功效。二者合用，可对抗痘痘肌肤。

百合莲子绿豆浆

| 材料 |

水发绿豆60克，水发莲子20克，百合20克

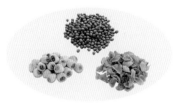

| 调料 |

白糖适量

| 做法 |

①将已浸泡4小时的绿豆倒入碗中。

②加入适量清水。用手将绿豆搓洗干净。

③把绿豆倒入滤网，沥干水分。

④将洗好的绿豆、莲子、百合倒入豆浆机中。

⑤注水至水位线。盖上豆浆机机头，选择"五谷"程序，再选择"开始"键，开始打浆。

⑥待豆浆机运转约15分钟，即成豆浆。

⑦把豆浆倒入滤网，用汤匙搅拌，滤取豆浆。

⑧将豆浆倒入碗中，放入白糖，搅拌均匀。

⑨待稍微放凉后即可饮用。

营养分析

此品具有滋阴润肺、养心安神的效果，并有良好的清热解毒功效，对汗疹、粉刺、痘痘等各种皮肤问题效果极佳。

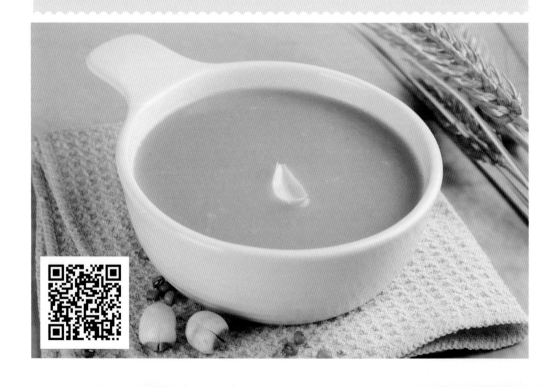

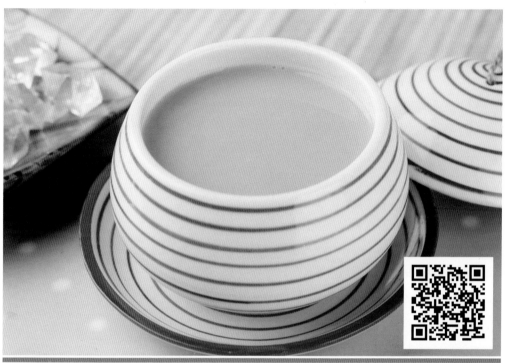

特别推荐

黄绿豆茶豆浆

材料

水发黄豆60克，水发绿豆70克，绿茶叶8克，冰糖40克

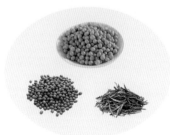

做法

①将已浸泡8小时的黄豆、浸泡4小时的绿豆倒碗中。

②加入适量清水，将黄豆、绿豆搓洗干净。

③把洗好的材料倒入滤网，沥干水分。

④将黄豆、绿豆、茶叶倒入豆浆机中，放入冰糖。

⑤注水至水位线。盖上豆浆机机头，选择"五谷"程序，再选择"开始"键15分钟，即成豆浆。

⑥煮好的豆浆倒入滤网，用汤匙搅拌，滤取豆浆。

⑦将豆浆倒入碗中。待稍微放凉后即可饮用。

营养分析

　　大豆能够改善内分泌，绿豆和绿茶一同饮用，抗辐射效果极佳。常饮此品可有效改善青春痘，使皮肤保持光滑润泽、富有弹性。

红豆豆浆

| 材料 |

水发红豆100克

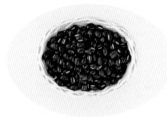

| 调料 |

白糖适量

| 做法 |

①把已浸泡8小时的红豆倒入碗中，加入适量清水，搓洗干净，倒入滤网，沥水。

②把洗好的红豆倒入豆浆机，加水至水位线即可。

③盖上豆浆机机头，选择"五谷"程序，再选择"开始"键，开始打浆。

④待豆浆机运转约15分钟，即成豆浆。

⑤将豆浆机断电，取下机头，把榨好的豆浆倒入滤网，滤去豆渣。

⑥将煮好的豆浆倒碗中，加入白糖拌至溶化。

⑦待稍微放凉后即可饮用。

营养分析

红豆具有清热解毒、健脾益胃、利尿消肿、通气除烦的功效，可治疗小便不利、脾虚水肿、脚气、青春痘等症。

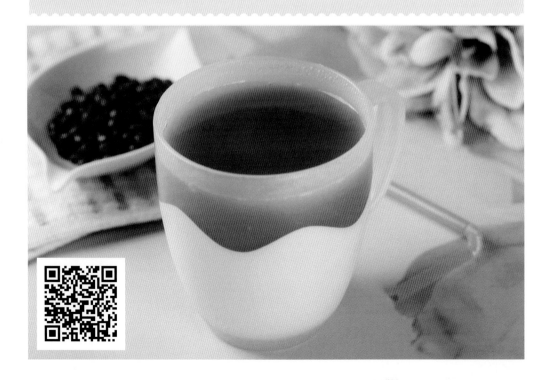

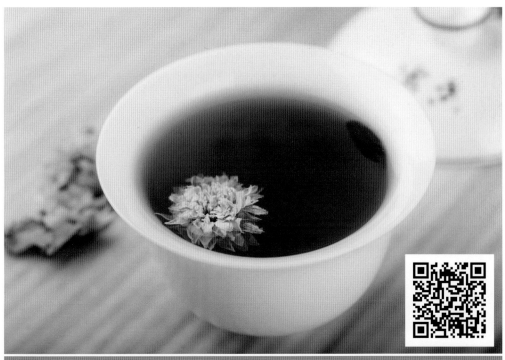

特别推荐

夏枯草菊花茶

| 材料 |

夏枯草8克，菊花4克

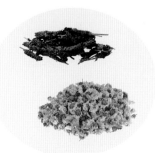

| 做法 |

①砂锅中注入适量清水烧开。

②放入洗净的夏枯草和菊花。

③用勺搅拌开。

④加盖用小火煮20分钟，至药材析出有效成分。

⑤把煮好的茶水盛出，装入杯中即可。

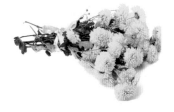

营养分析

　　夏枯草、菊花都具有清泄肝火、散结消肿、清热解毒、祛痰止咳、凉血止血的功效，痘痘肌的女性可酌情饮用。

蜂蜜柠檬菊花茶

| 材料 |

柠檬70克，菊花8克

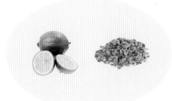

| 调料 |

蜂蜜12毫升

| 做法 |

①将洗净的柠檬切成片，备用。

②砂锅中注入适量清水，用大火烧开。

③倒入洗净的菊花，撒上柠檬片，搅拌匀。

④盖上盖，煮沸后用小火煮约4分钟。

⑤揭盖，轻轻搅拌一会儿。

⑥关火后盛出煮好的茶水，装入碗中。

⑦趁热淋入少许蜂蜜即成。

营养分析

　　蜂蜜具有滋养、润燥、解毒、美白养颜、润肠通便之功效。菊花可散风清热、平肝明目。常喝此菜能美容护肤、祛除痘痘。

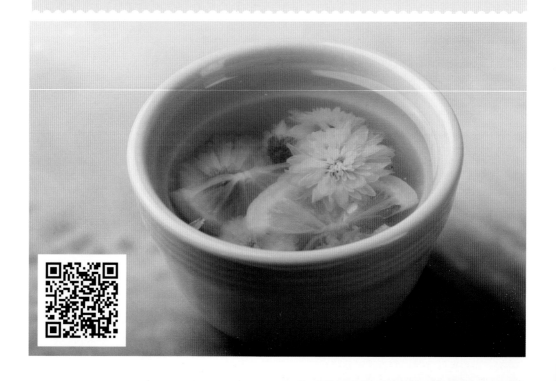

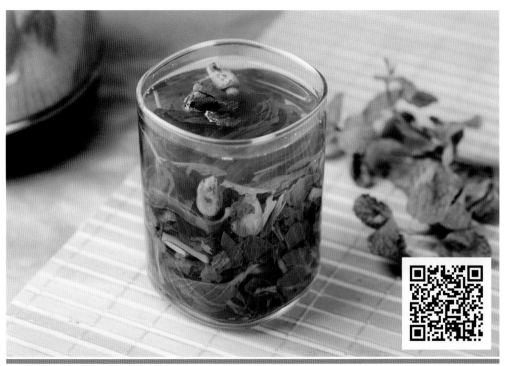

特别推荐

薄荷甘草玫瑰茶

| 材料 |

鲜薄荷叶30克，甘草8克，玫瑰花4克

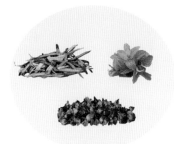

| 做法 |

①将洗净的薄荷叶揉碎，待用。

②砂锅中注入适量清水烧开。

③放入洗净的甘草，撒上洗好的玫瑰花。

④加盖用小火煮约10分钟，至其析出有效成分。

⑤揭盖，搅拌匀，转中火保温待用。

⑥取一个干净的茶杯，放入揉碎的薄荷叶。

⑦再盛入砂锅中的药汁。

⑧泡约1分钟，至其散出香味，趁热饮用即可。

营养分析

　　此品能收缩微血管，排除体内毒素，改善湿疹、癣，舒缓发痒、发炎和灼伤，柔软皮肤，消除黑头粉刺，调理青春痘。

●随着年龄增长，特别是女性在25岁以后，体内胶原蛋白逐渐减少，衰老便无可避免地出现了。怎么让衰老来得更迟缓一些？内外保养很重要，对内要多使用具有紧致肌肤、改善气色的营养美食，外用具有各种抗皱功效的保养品，长期坚持，皮肤定能焕然一新，使整个人"亮"起来。

瓜果去皱，让皮肤紧致、细腻

人体皮肤表面老化和皱纹的产生大致有以下四种情况：第一种是皮肤保养不善造成皮下脂肪减少；第二种是皮肤表面的汗腺和真皮中的皮脂腺遭到长期破坏，以致丧失分泌功能，无法继续滋润皮肤；第三种是真皮中的胶原蛋白随年事增高而逐渐变硬引起皱纹；第四种是肌肉的萎缩老化直接影响皮肤的丰满程度。针对引起皱纹的各种因素，我们可以合理利用生活中常见的一些瓜果来进行内外护肤，这对延缓皱纹的产生能起到一定的作用，如黄瓜有洁肤作用，可以防止皮肤老化。将黄瓜用榨汁机榨成汁，用棉签取黄瓜汁涂脸，有皱纹处应多涂一些，约20分钟后洗净。此法能显著改善肌肤皱纹，使皮肤白净。

花草调理，美丽绽放

▶**玫瑰花**：玫瑰花味甘微苦、性温，最明显的功效就是理气解郁、活血散瘀和调经止痛，能改善内分泌失调，促进血液循环，美容养颜。

▶**柠檬**：柠檬不仅可以瘦身，使肠胃通畅，而且富含维生素C，对保持皮肤弹性、美白等方面都有着很好的效果。

▶**桃花**：桃花能润泽肌肤，改善血液循环，促进皮肤营养和氧供给，能有效预防衰老和色斑；可防治皮肤干燥、粗糙及控制皱纹生长。

▶**勿忘我**：勿忘我具有滋阴补肾、养颜美容、补血养血的功效，并能促进机体新陈代谢，延缓细胞衰老，提高免疫能力，能美容增白。

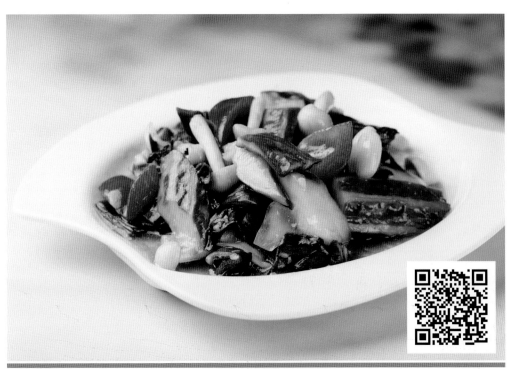

特别推荐

丝瓜百合炒紫甘蓝

| 材料 |

丝瓜200克，紫甘蓝90克，白玉菇70克，鲜百合50克，彩椒块40克，蒜末、葱段各少许

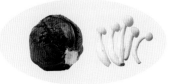

| 调料 |

盐3克，鸡粉2克，生抽6毫升，水淀粉、食用油各适量

| 做法 |

①将洗净的白玉菇切去根部，再切成段；洗好去皮的丝瓜切成小块；洗净的紫甘蓝切成小块。

②锅中注入适量清水烧开，加入少许盐。

③倒入紫甘蓝、丝瓜、白玉菇，轻轻搅拌匀。

④煮至食材断生后捞出，沥干水分，待用。

⑤用油起锅，放入蒜末、葱段，爆香。

⑥倒入洗净的百合，放入彩椒块，翻炒出香味。

⑦倒入紫甘蓝、丝瓜和白玉菇，用大火翻炒至熟。

⑧加入少许盐、鸡粉，淋入少许生抽，炒匀调味。

⑨倒入水淀粉炒匀，至食材熟透、入味即成。

营养分析

　　此品具有清凉、利尿、活血、通经、解毒之功效，还有抗过敏、美容的作用，常食能去皱防衰。

丝瓜炒山药

| 材料 |

丝瓜120克，山药100克，枸杞10克，蒜末、葱段各少许

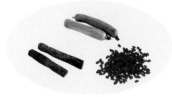

| 调料 |

盐3克，鸡粉2克，水淀粉5毫升，食用油适量

| 做法 |

① 将洗净的丝瓜对半切开，切条形，再切成小块。

② 洗好去皮的山药切段，再切成片。

③ 锅中注入适量清水烧开，加入少许食用油、盐。

④ 倒入山药片搅匀，撒上洗净的枸杞，略煮片刻。

⑤ 再倒入切好的丝瓜，搅拌匀，煮约半分钟。

⑥ 至食材断生后捞出，沥干水分，待用。

⑦ 用油起锅，放入蒜末、葱段，爆香。

⑧ 倒入焯过水的食材，翻炒匀。

⑨ 加入少许鸡粉、盐，炒匀调味。

⑩ 淋入适量水淀粉，快速炒匀至食材熟透即成。

营养分析

　　丝瓜中含的维生素B_1能防止皮肤老化，维生素C能增白皮肤等，与山药同食能保护皮肤、消除斑块，使皮肤洁白、细嫩。

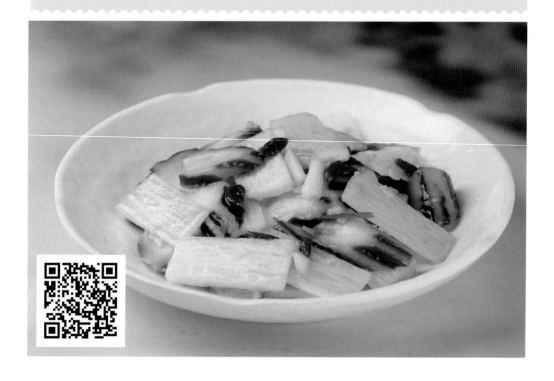

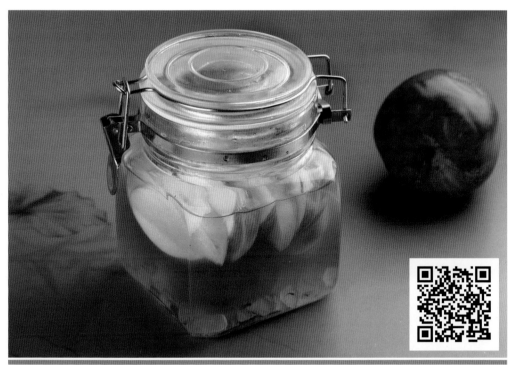

 特别推荐

苹果醋

▎材料▎

苹果250克，冰糖40克，白醋200毫升

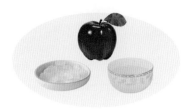

▎调料▎

陈醋10毫升

▎做法▎

①洗净去皮的苹果对半切开，切成瓣。

②把苹果放入玻璃罐中，放入冰糖。

③倒入适量白醋，放入陈醋。

④盖上盖，摇晃至混合均匀。

⑤常温下浸泡1个月，至苹果醋呈金黄色。

⑥把制好的苹果醋盛出，装入玻璃杯中即可。

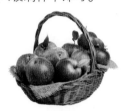

营养分析

　　苹果醋里的大量维生素抗氧化剂能促进新陈代谢，美白杀菌，淡化黑色素，迅速消除老化角质，补充肌肤养分及水分，活血化瘀，缩小粗糙毛孔，抗氧化，防止色斑，美白嫩肤，可令皮肤更加光滑细腻，发质柔顺。

柠檬黄豆豆浆

| 材料 |

水发黄豆60克，柠檬30克

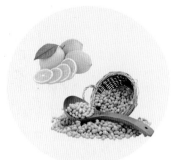

| 做法 |

①将已浸泡8小时的黄豆加清水搓洗干净。

②把洗好的黄豆倒入滤网，沥干水分。

③将柠檬、黄豆放入豆浆机中。

④注入适量清水，至水位线即可。

⑤盖上豆浆机机头，选择"五谷"程序，再选择"开始"键，开始打浆。

⑥待豆浆机运转约15分钟，即成豆浆。

⑦将豆浆机断电，取下机头，把煮好的豆浆倒入滤网，用汤匙搅拌，滤取豆浆。

⑧将豆浆倒入碗中，待稍凉即可饮用。

营养分析

　　柠檬富含维生素C，对人体发挥的作用犹如天然抗生素，具有抗菌消炎、增强人体免疫力等多种功效，与黄豆共榨成豆浆，多喝可预防衰老，防皱抗皱。

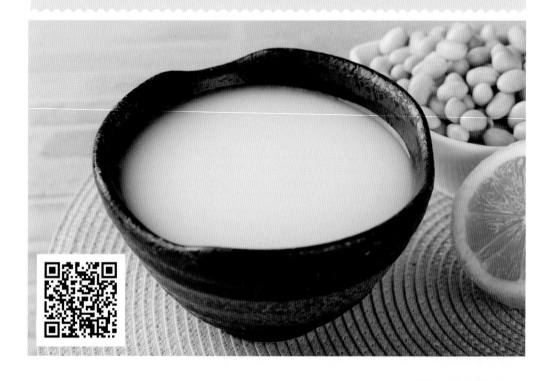

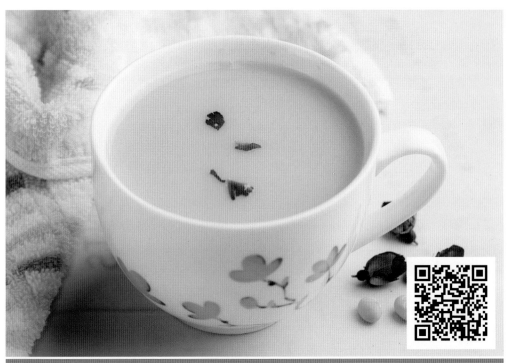

玫瑰花豆浆

| 材料 |

水发黄豆60克，玫瑰花10克

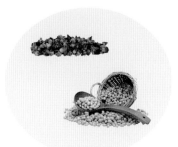

| 做法 |

①将已浸泡8小时的黄豆倒入碗中。

②加入适量清水，用手将黄豆搓洗干净。

③将洗好的黄豆倒入滤网，沥干水分。

④把玫瑰花、黄豆倒入豆浆机中。

⑤注入适量清水，至水位线即可。

⑥选择"五谷"程序，选择"开始"键，打浆。

⑦待豆浆机运转约15分钟，即成豆浆。

⑧将豆浆机断电，取下机头，把煮好的豆浆倒入滤网，用汤匙搅拌，滤取豆浆。

⑨将豆浆倒入碗中，待稍微放凉后即可饮用。

营养分析

　　玫瑰具有理气、活血、收敛等作用，主治月经不调、跌打损伤、肝气胃痛、乳臃肿痛等症，常喝可减少皱纹，使皮肤光滑有弹性。

特别推荐

西红柿芹菜汁

| 材料 |

西红柿200克，芹菜200克

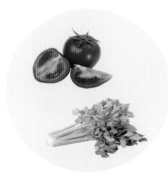

| 做法 |

①将洗净的芹菜切成粒状。

②洗净的西红柿切开，再切成小块。

③取榨汁机，倒入切好的西红柿和芹菜。

④注入少许矿泉水，盖上盖。

⑤通电后选择"榨汁"功能。

⑥榨一会儿，使食材榨出汁。

⑦断电后倒出榨好的西红柿芹菜汁，装入碗中。

营养分析

　　西红柿中含丰富的抗氧化剂，可以防止自由基对皮肤的破坏，具有美容抗皱的效果；芹菜是高纤维食物，经肠内消化作用产生一种木质素或肠内脂的物质，这类物质是一种抗氧化剂，可以有效地帮助皮肤抗衰老。

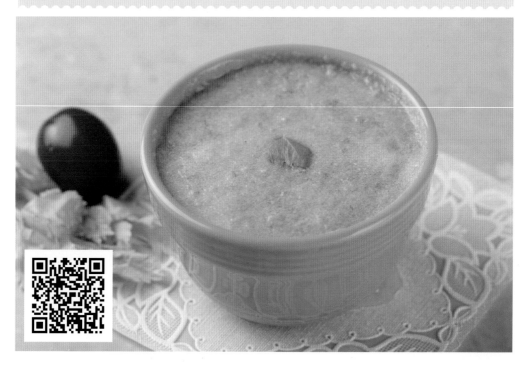

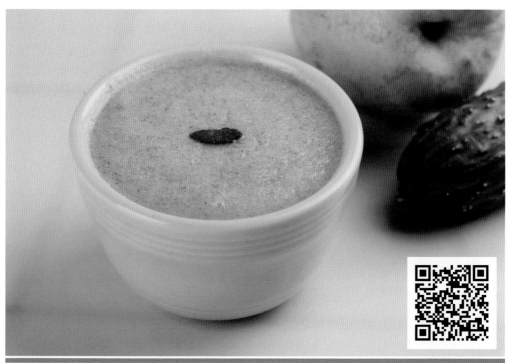

特别推荐 黄瓜雪梨汁

| 材料 |

黄瓜120克，雪梨130克

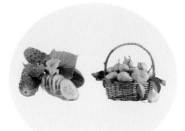

| 做法 |

①洗好的雪梨切瓣，去核，去皮，切小块。

②洗净的黄瓜切开，再切成条，改切成丁，备用。

③取榨汁机，选择"搅拌"刀座组合，将切好的雪梨、黄瓜倒入搅拌杯中。

④加入适量矿泉水。

⑤盖上盖，选择"榨汁"功能，榨取果汁。

⑥揭开盖，将榨好的果汁倒入杯中即可。

营养分析

梨有润肺清燥、止咳化痰、养血生肌的作用；黄瓜中含有丰富的维生素E，可起到延年益寿、抗衰老的作用。二者同食，可祛皱防衰。

胡萝卜黄瓜苹果汁

| 材料 |

胡萝卜80克，苹果100克，黄瓜120克

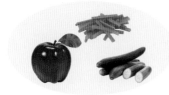

| 调料 |

蜂蜜15毫升

| 做法 |

①洗好的黄瓜切条，改切丁。

②去皮洗净的胡萝卜切条，再切成丁。

③洗净的苹果切瓣，去核，切成小块。

④取榨汁机，倒入胡萝卜、苹果和黄瓜。

⑤加入适量矿泉水。

⑥盖上盖子，选择"榨汁"功能，榨取果汁。

⑦揭开盖子，加入适量蜂蜜。

⑧加盖，搅拌均匀。

⑨揭盖，将榨好的果汁倒入杯中即可。

营养分析

　　此品具有除热、利水利尿、清热解毒的功效，可以收敛和消除皮肤皱纹，对皮肤较黑的人还有美白功效。

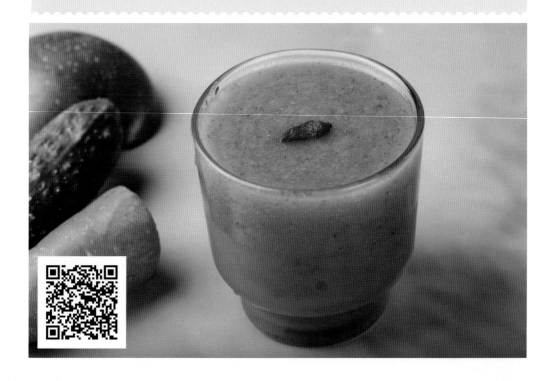

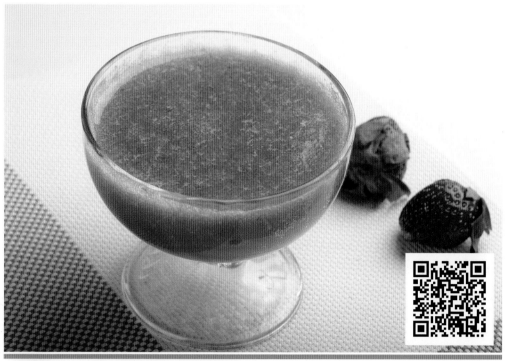

特别

草莓苹果汁

▌材料▐

苹果120克，草莓100克，柠檬70克

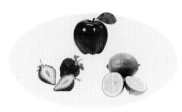

▌调料▐

白糖7克

▌做法▐

① 将洗净的苹果切瓣，去除果核，切成块。

② 洗净的草莓去除果蒂，改切成小块。

③ 取榨汁机，选择搅拌刀座组合，倒入水果。

④ 注入适量矿泉水，加入少许白糖，盖好盖。

⑤ 通电后选择"榨汁"功能。

⑥ 搅拌一会儿，榨出果汁。

⑦ 断电后揭盖，取洗净的柠檬，挤入柠檬汁。

⑧ 盖好盖，通电后选择"榨汁"功能。

⑨ 快速搅拌至果汁混合均匀。

⑩ 断电后倒出搅拌好的果汁，装入碗中即成。

营养分析

草莓、苹果富含维生素C，能消除细胞间的松弛与紧张状态，使细胞结构坚固，皮肤细腻有弹性。

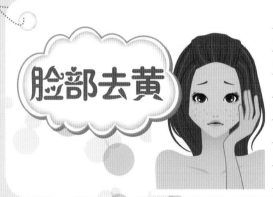

脸部去黄

●拥有白皙光滑的皮肤是所有爱美女性梦寐以求的事。但由于种种原因，脸上竟然浮现出了暗黄色，可怕的"黄脸婆"称号也随之而来。其实，脸色暗黄与气血相关，气血充盈则面色红润、神采奕奕，气不足则肤色没有光华，血不足则肤色失去红润，脾胃不好肤色也会变得晦暗无光。

脸黄多由湿热或寒湿造成

造成女性脸黄的原因分为病理性和生理性，病理性即出现各种病症的表现，如西医的贫血、肝炎黄疸、中毒等疾病；中医将脸黄又分为阳黄和阴黄两种。阳黄多是湿热；阴黄多是寒湿，面色萎黄，是由脾虚导致的。生理性的脸色偏黄可见家族遗传、人种肤色的特异，也有因心情紧张、抑郁、烦闷，及营养不良、内分泌紊乱等导致体内代谢功能下降，造成精神萎靡、形体消瘦、脸色发黄。

知己知彼，对症解决各种脸黄问题

湿热导致的阳黄：对于湿热交蒸于肝胆导致的阳黄，患者常有口苦、易怒、胁胀痛等症状，易生痤疮、粉刺。宜食用清利化湿之品，如薏苡仁、莲子、茯苓、绿豆、冬瓜、丝瓜、苦瓜、西瓜、白菜、芹菜、鸭肉、鲫鱼等。少食辛辣燥热、大热大补之品，如辣椒、生姜、大蒜、胡椒、狗肉、羊肉、酒等。

寒湿引起的阴黄：寒湿导致的面色阴黄，常伴有怕冷、疲乏、大便稀烂等症。常用中药是党参、山药、扁豆、苡仁、白术、茯苓、莲子肉、陈皮等。患者应多晒阳光，自行按摩气海、足三里、涌泉等穴位补肾助阳，改善体质。

脾虚所致的萎黄：脾气虚弱所致的面色萎黄，常伴有懒言少语、腹胀腹泻、月经持续难止等症，宜培补元气、补气健脾。常用的中药有人参、黄芪、西洋参、太子参、党参、茯苓、白术、山药、炙甘草、灵芝、五味子、大枣等。患者应经常自行按摩足三里穴位，可以益气升提。

气血不足引起的脸黄：对于心情不好、营养不良、内分泌失调等导致气血不足的面色发黄，宜舒肝行气、滋阴养血。中药有当归、阿胶、何首乌、枸杞、白芍、熟地黄、紫河车等。还应多食用黑米、芝麻、莲子、桂圆、荔枝、桑葚、蜂蜜、菠菜、黄花菜、黑木耳、芦笋、西红柿、牛奶、乌骨鸡、羊肉、猪蹄、猪血、驴肉、鹌鹑蛋、甲鱼、海参等食物。

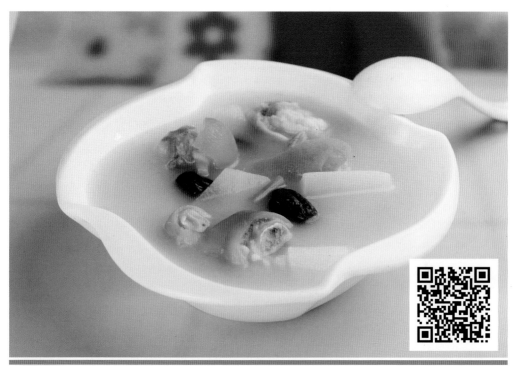

红枣白萝卜猪蹄汤

特别推荐

| 材料 |

白萝卜200克，猪蹄400克，
红枣20克，姜片少许

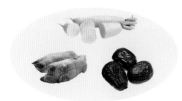

| 调料 |

盐2克，鸡粉2克，料酒16毫
升，胡椒粉2克

| 做法 |

①洗好去皮的白萝卜切开，再切成小块。

②锅中注入适量清水烧开，倒入洗好的猪蹄。

③淋入适量料酒，拌匀，至煮沸。

④将汆煮好的猪蹄捞出，沥干水分，待用。

⑤砂锅中注入适量清水烧开，倒入汆过水的猪蹄。

⑥放入红枣、姜片，淋入少许料酒，搅拌匀。

⑦盖上盖，烧开后用小火煮40分钟，至食材熟软。

⑧揭开盖子，倒入切好的白萝卜。

⑨用小火续煮20分钟，至全部食材熟透。

⑩放入适量盐、鸡粉、胡椒粉，搅拌入味即可。

营养分析

　　红枣是天然的美容食品，可益气健脾，促进气血生化循环和抗衰老；与白萝
卜、猪蹄同食，可美容养颜，能帮助脸部祛黄。

灵芝红枣瘦肉汤

| 材料 |

猪瘦肉300克，红枣15克，玉竹10克，灵芝20克

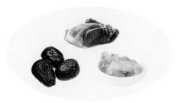

| 调料 |

盐2克

| 做法 |

①洗净的猪瘦肉切条，改切成丁，备用。

②砂锅中注入适量清水烧开，放入瘦肉丁。

③倒入洗净的红枣、玉竹、灵芝，拌匀。

④盖上盖，烧开后用小火煮40分钟，至食材熟透。

⑤揭盖，加入少许盐调味。

⑥搅拌匀，略煮片刻，至食材入味。

⑦关火后将煮好的汤料盛出，装入碗中即可。

营养分析

　　灵芝中的灵芝多糖可显著清除机体产生的自由基，从而阻止自由基对机体的损伤，防止机体的过氧化，保护细胞，延缓细胞衰老；与红枣等同食，能为脸部祛黄。

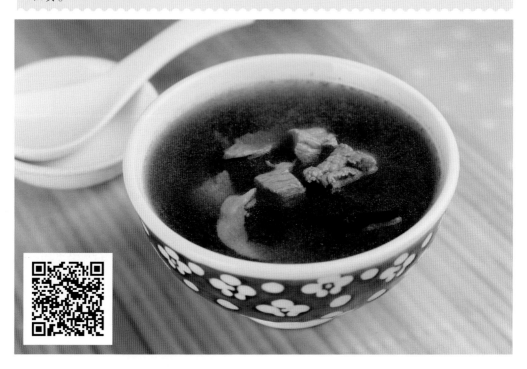

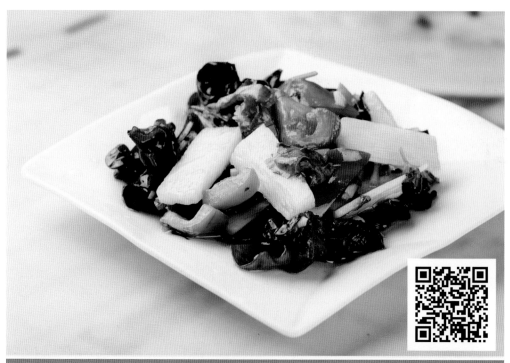

 特别推荐

木耳炒山药片

| 材料 |

山药180克，水发木耳40克，香菜40克，彩椒50克，姜片、蒜末各少许

| 调料 |

盐3克，鸡粉2克，料酒10毫升，蚝油10克，水淀粉5毫升，食用油适量

| 做法 |

①洗净的彩椒去籽，再切成小块；择洗好的香菜切成段；洗净去皮的山药切成小块；泡发木耳切块。

②锅中注入适量清水烧开，放入少许盐、食用油，倒入切好的木耳，煮至沸；放入切好的山药、彩椒拌匀略煮；将煮好的食材捞出沥水，备用。

③用油起锅，放入姜片、蒜末，翻炒出香味。倒入焯煮好的食材，翻炒匀；淋入料酒，炒匀提鲜；加入适量盐、鸡粉、蚝油，翻炒均匀；倒入适量水淀粉，快速翻炒均匀；放入切好的香菜，炒至断生。

④盛出炒好的食材，装入盘中即可。

营养分析

此品具有健脾胃、益肺肾、补虚羸，治食少便溏、虚劳、喘咳、尿频、带下、消渴等功效，常食可滋养皮肤，去黄养颜。

瘦肉莲子汤

| 材料 |

猪瘦肉200克，莲子40克，胡萝卜50克，党参15克

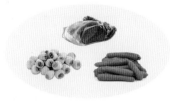

| 调料 |

盐、鸡粉各2克，胡椒粉少许

| 做法 |

① 洗好的胡萝卜切成小块。

② 洗净的猪瘦肉切片，备用。

③ 砂锅中注入适量清水，加入莲子、党参、胡萝卜。

④ 放入瘦肉，拌匀。

⑤ 盖上盖，用小火煮30分钟。

⑥ 揭开盖，放入少许盐、鸡粉、胡椒粉。

⑦ 搅拌拌匀，至食材入味。

⑧ 关火后盛出煮好的汤料，装入碗中即可。

营养分析

　　此品具有益肾固精、补脾止泻、养心安神的功能，对于心情不好、营养不良、内分泌失调等导致气血不足的面色发黄有很好的调养作用。

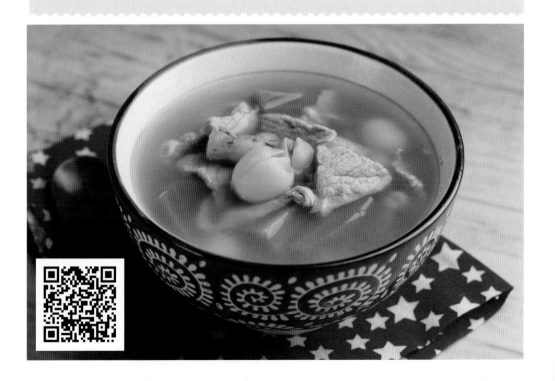

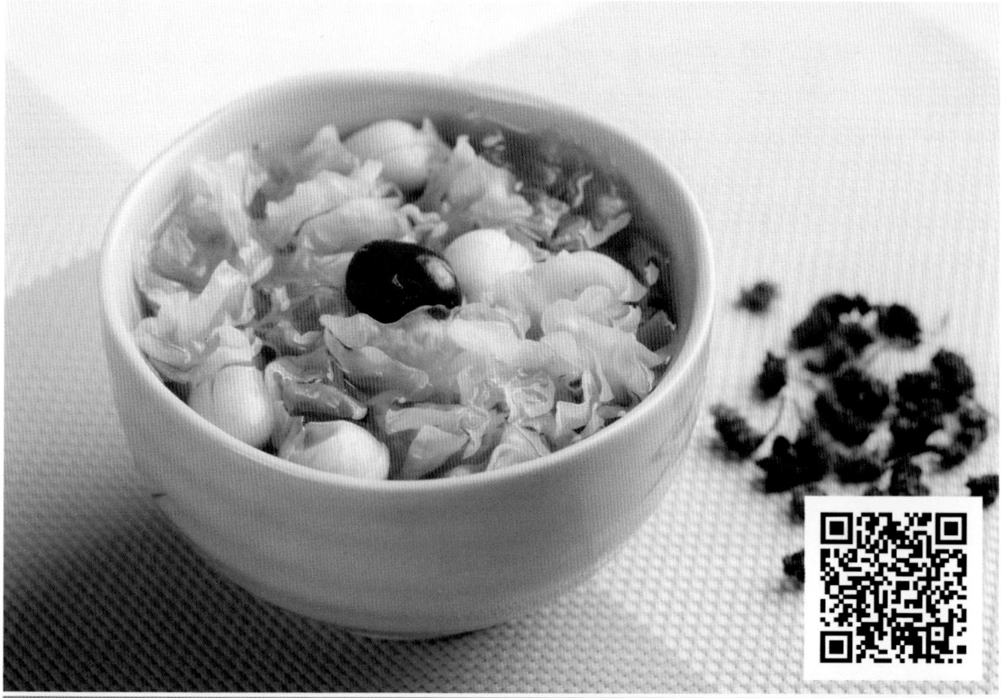

特别推荐

桑葚莲子银耳汤

材料

桑葚干5克，水发莲子70克，水发银耳120克，冰糖30克

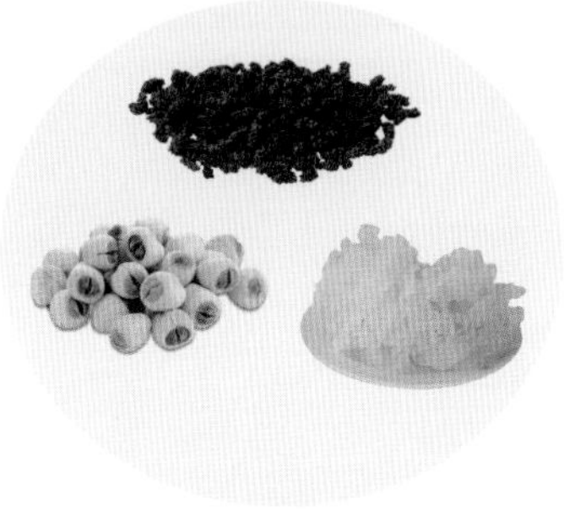

做法

①洗好的银耳切成小块，备用。

②砂锅中注入适量清水烧开，倒入桑葚干。

③盖上盖，用小火煮15分钟，至其析出营养物质。

④揭开盖，捞出桑葚。

⑤倒入洗净的莲子，加入切好的银耳。

⑥盖上盖，用小火再煮20分钟，至食材熟透。

⑦揭盖，倒入冰糖，搅拌匀。

⑧用小火煮至冰糖溶化。

⑨关火后将煮好的汤料盛出，装入碗中即可。

营养分析

此品具有滋阴补血、生津润燥的功效，可用于因肝肾不足和血虚精亏所致的脸色蜡黄。

莲子芡实牛肚汤

| 材料 |

水发莲子70克，红枣20克，芡实30克，姜片25克，牛肚250克

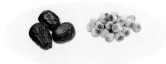

| 调料 |

盐、鸡粉各2克，料酒10毫升

| 做法 |

①处理干净的牛肚切成小块。

②锅中注水烧开，倒入牛肚搅散，汆煮至变色。

③将汆煮好的牛肚捞出，沥干水分，备用。

④锅中注水烧开。撒入姜片，放入备好的莲子、红枣、芡实，倒入汆过水的牛肚。淋料酒拌匀。

⑤盖上盖，烧开后转小火炖90分钟，至食材熟透。

⑥揭开盖，放入适量盐、鸡粉。

⑦搅拌片刻，至食材入味。

⑧盛出炖煮好的汤料，装入碗中即可。

营养分析

　　牛肚含有蛋白质、硫胺素、核黄素、烟酸等营养成分，具有补益脾胃、补气养血、补虚益精等功效，适用于气血不足、营养不良、脾胃薄弱所致的面色萎黄。

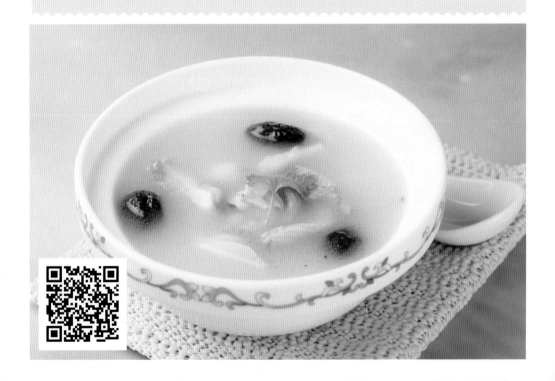

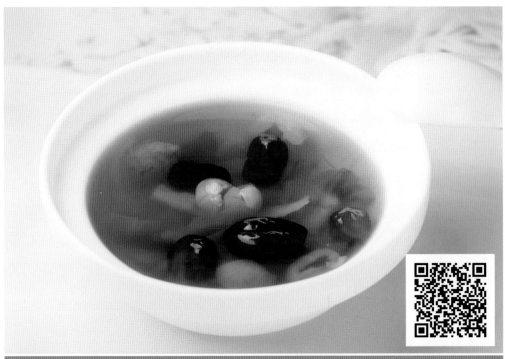

特别推荐

黄芪红枣桂圆甜汤

| 材料 |

黄芪15克，红枣25克，桂圆肉30克，枸杞8克

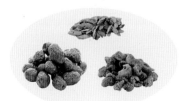

| 调料 |

冰糖30克

| 做法 |

①砂锅中注入适量清水烧开。

②倒入准备好的药材。

③盖上盖，用小火煮20分钟。

④揭开盖，放入备好的冰糖。

⑤搅拌匀，略煮片刻，至冰糖溶化。

⑥关火后盛出煮好的甜汤，装入碗中即可。

营养分析

　　此品具有补中益气、养血生津、健脾养胃的功效，适用于治疗脾虚弱、食少便溏、气血亏虚而致的面色萎黄等症状。

桂圆红枣银耳羹

| 材料 |

水发银耳150克，红枣30克，
桂圆肉25克

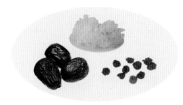

| 调料 |

食粉3克，白糖20克，水淀粉
10毫升

| 做法 |

①将洗好的银耳切去黄色根部，切碎。

②锅中注入适量清水烧开。放入切好的银耳，加入
食粉，拌煮均匀，煮约1分30秒，至其熟软。

③捞出焯煮好的银耳，待用。

④砂锅中注入清水烧开，放入桂圆、红枣、银耳。

⑤盖上盖，用小火煮30分钟。

⑥揭盖，倒入少许水淀粉，搅拌匀。

⑦加入适量白糖，拌匀调味，煮至汤汁浓稠。

⑧关火后盛出煮好的食材，装入碗中即可。

营养分析

此品具有补心脾、益气血、健脾胃、养肌肉的功效，适用于面色萎黄、思虑伤
脾、头昏、失眠、心悸怔忡、病后或产后体虚，及由于脾虚所致之下面色萎黄。

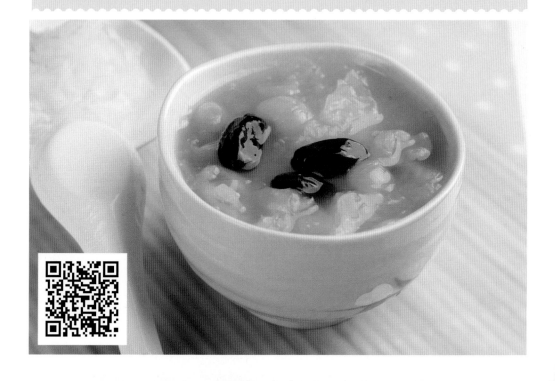

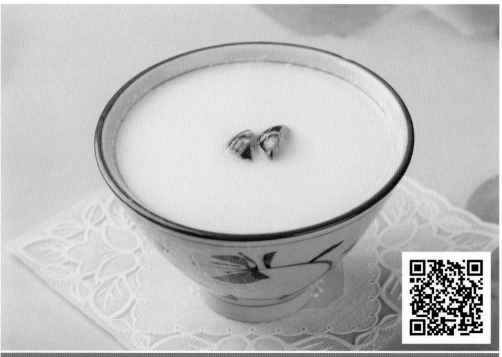

特别推荐

樱桃鲜奶

| 材料 |

樱桃90克，脱脂牛奶250毫升

| 做法 |

①洗净的樱桃去蒂，切成粒。

②砂锅中注入适量清水烧开，倒入备好的牛奶。

③用勺搅拌匀，煮至沸。

④倒入切好的樱桃，拌匀，略煮片刻。

⑤把煮好的樱桃牛奶盛出，装入碗中即可。

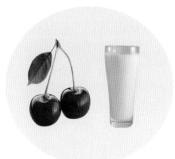

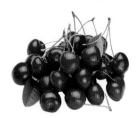

营养分析

　　樱桃营养丰富，所含蛋白质、糖、磷、胡萝卜素、维生素C等均比苹果、梨高，含铁量尤其高，常食能使面部皮肤红润嫩白，去黄养颜。

消除脸部水肿

●脸部水肿是指血液和淋巴液循环不良，水分代谢能力减弱，使体内废水囤积，形成脸部和眼皮浮肿。此外，摄取过量的盐会令水分滞留体内，也会出现浮肿现象。要消除脸部水肿，除了要进行脸部的强化运动，如咀嚼、按摩、运动等外，配合消肿食物和消肿面膜，会让效果更加明显。

香蕉豆腐面膜——解除脸部、眼部浮肿

取香蕉肉1/2根、豆腐1/4块，香蕉和豆腐捣碎拌匀，将其涂抹于脸上15分钟后用温水边按摩边清洗。此款面膜能调节皮肤代谢，消除水肿，可解决脸部浮肿问题，可起到很好的瘦脸效果，还能缓解眼部的浮肿。

大蒜绿豆面膜——消肿、抗菌消炎

取1~2头大蒜，剥皮，放微波炉中小火加热2分钟以去味，再放入果汁机中加10毫升水搅碎，过滤，除去渣滓，将面膜布泡在大蒜原液中。取一个小碗放入适量绿豆粉，再加入大蒜水混合调匀。将绿豆粉抹在面膜布上后再敷在脸上，待15分钟左右便可洗净。此款面膜不仅具有非凡的消肿功效，还具有很好的抗菌消炎的作用，能祛除皮肤老化角质层，使肌肤恢复弹性。

神奇的柠檬水——消肿、排出体内有害物质

在1升的水里加入半个柠檬的原汁，柠檬是维生素C含量较高的水果之一，柠檬水能分解脂肪，对保持皮肤的张力与弹性都十分有帮助，坚持每天喝，就能轻松让脸部消肿。对于水肿型的人来说，可每天早晨喝200毫升柠檬水。柠檬水能促进水在体内循环，加快新陈代谢，从而高效地改善浮肿。此外，如果搭配每天进行15分钟运动，还能帮助有效排出体内的有害物质。

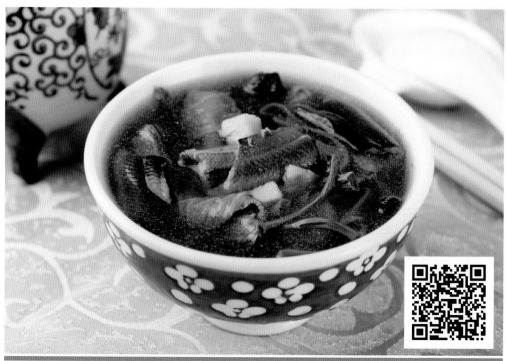

特别推荐

茯苓鳝鱼汤

| 材料 |

茯苓10克，姜片20克，鳝鱼200克，水发茶树菇100克

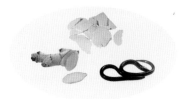

| 调料 |

盐、鸡粉各2克，料酒10毫升

| 做法 |

①处理好的鳝鱼切成段，备用。

②洗好的茶树菇切去根部，备用。

③砂锅中注入适量清水烧开。

④放入洗好的茯苓，倒入切好的茶树菇。

⑤用小火煮15分钟，至药材析出有效成分。

⑥揭开盖，放入鳝鱼段、姜片，淋入料酒，拌匀。

⑦盖上盖，用小火煮15分钟，至食材熟透。

⑧揭开盖，放入少许盐、鸡粉。

⑨搅拌片刻，至生产入味。

⑩关火后盛出煮好的汤料，装入碗中即可。

营养分析

此品具有利水渗湿、益脾和胃、宁心安神之功用，适用于水肿胀满，对脸部水肿者有食疗作用。

黄芪茯苓薏米汤

| 材料 |

黄芪10克，茯苓12克，水发
薏米60克

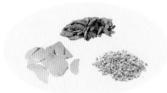

| 调料 |

白糖15克

| 做法 |

①砂锅中注入适量清水烧开。

②倒入洗净的黄芪、茯苓、薏米。

③盖上盖，小火炖20分钟，至其析出有效成分。

④揭开盖，放入备好的白糖。

⑤拌匀，略煮片刻，至白糖溶化。

⑥关火后盛出煮好的汤料，装入碗中即可。

营养分析

　　茯苓可健脾利湿、清热排脓；薏米可利水渗湿、益脾和胃、宁心安神。二者与补气利水的黄芪合用，消除水肿效果更佳。

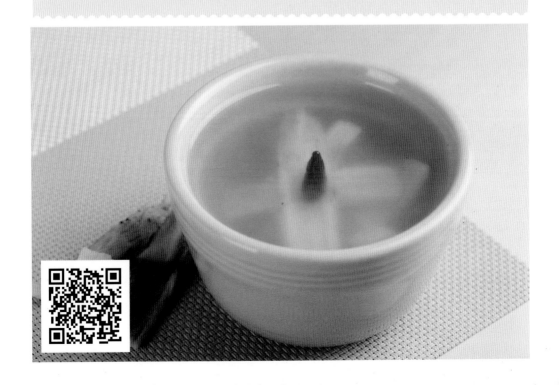

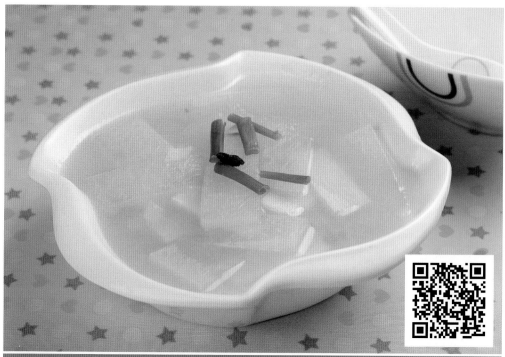

山药冬瓜汤

| 材料 |

山药100克，冬瓜200克，姜片、葱段各少许

| 调料 |

盐、鸡粉各2克，食用油适量

| 做法 |

①将洗净去皮的山药切厚块，改切成片。

②洗好去皮的冬瓜切成片。

③用油起锅，放入姜片，爆香。

④倒入切好的冬瓜，拌炒匀。

⑤注入适量清水，放入山药。

⑥盖上盖，烧开后用小火煮15分钟至食材熟透。

⑦揭盖，放入适量盐、鸡粉，拌匀调味。

⑧将锅中汤料盛出，装入碗中，放入葱段即可。

营养分析

　　此品具有解毒、利水消痰、除烦止渴、祛湿解暑的功效，适用于心胸烦热、小便不利、肺痈咳喘、肝硬化腹水、高血压等症，能消除脸部水肿。

冬瓜薏米车前汤

| 材料 |

冬瓜90克，水发薏米55克，车前草7克

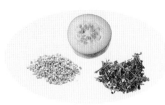

| 调料 |

盐2克

| 做法 |

①将洗净的冬瓜切成小块。

②把切好的冬瓜装入盘中，待用。

③砂锅中注入适量清水。

④放入泡好的薏米。

⑤倒入洗好的车前草，搅匀。

⑥盖上盖，烧开后用小火煮20分钟，至薏米熟软。

⑦揭盖，放入切好的冬瓜。

⑧盖上盖，用小火煮15分钟，至全部食材熟透。

⑨揭盖，放入适量盐，用勺搅匀煮沸。

⑩把汤料盛出，装入碗中即可。

营养分析

　　薏米具有利水健脾、除痹、清热排脓的功效；车前草能利水、清热、明目、祛痰。二者与清热利水的冬瓜同食，有助于消除脸部水肿。

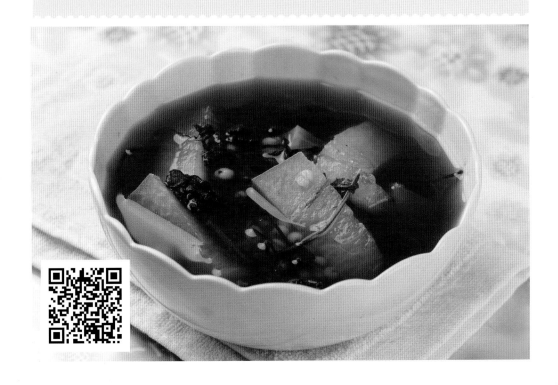

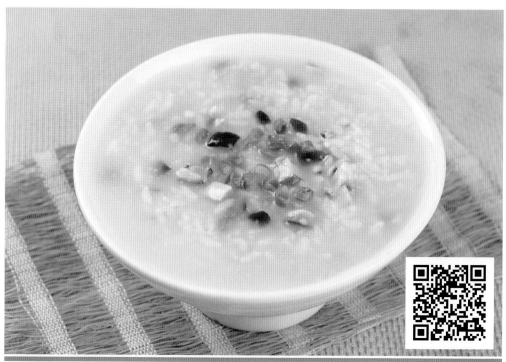

特别推荐

香菇薏米粥

| 材料 |

香菇35克，水发薏米60克，
水发大米85克，葱花少许

| 调料 |

盐、鸡粉各2克，食用油适量

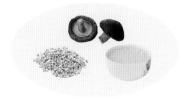

| 做法 |

①将洗净的香菇切成小块，改切成丁。

②把切好的香菇装入碟中，待用。

③砂锅中注入适量清水，用大火烧开。

④放入薏米，倒入大米，搅匀。

⑤再加入适量食用油。

⑥盖上盖，烧开后用小火煮30分钟，至食材熟软。

⑦揭盖，放入香菇，搅匀。

⑧盖上盖，用小火煮续10分钟，至食材熟烂。

⑨揭盖，放入盐、鸡粉，拌匀调味。

⑩盛出煮好的粥，装入碗中，再放上葱花即可。

营养分析

　　此品具有健脾利湿、清热排脓等功能，适用于脾虚泄泻、水肿脚气、白带异常、风湿、关节疼痛、肠痈、肺痿等症。常食可防治水肿，起到瘦脸功效。

薏米红薯粥

| 材料 |

水发薏米100克，红薯150克，水发大米180克

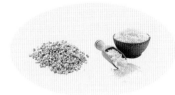

| 做法 |

①洗净去皮的红薯切块，再切成条，改切成丁。

②砂锅中注入适量清水烧开，倒入大米、红薯丁。

③放入洗好的薏米，搅拌均匀。

④盖上锅盖，烧开后用小火煮40分钟至粥浓稠。

⑤揭开锅盖，放入适量冰糖，边煮边拌匀，续煮至冰糖溶化。

⑥关火后盛出煮好的粥，装入碗中即可。

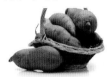

| 调料 |

冰糖25克

营养分析

　　此品具有利水消肿、抗癌、保护心脏、预防肺气肿、糖尿病、减肥等功效，适用于脸部水肿者。

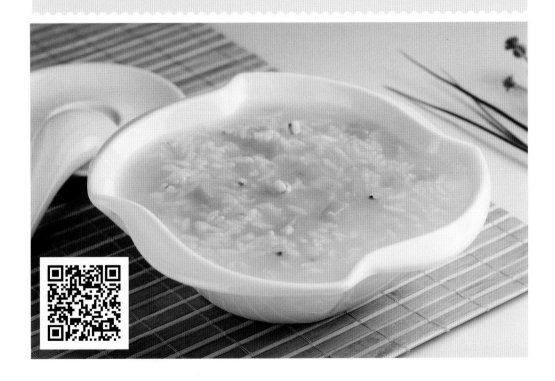

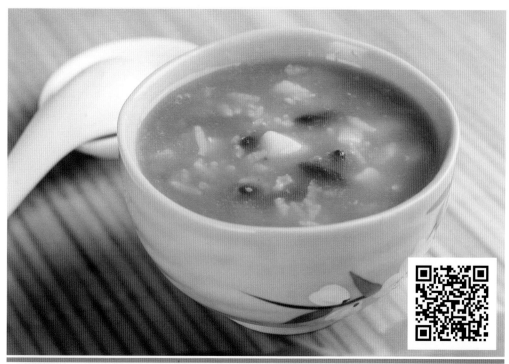

特别推荐

茯苓枸杞山药粥

| 材料 |

山药150克，水发大米150克，茯苓8克，枸杞5克

| 调料 |

红糖25克

| 做法 |

①将洗净的山药切片，再切条，改切成丁，备用。

②砂锅中注入适量清水烧开，倒入洗好的大米，放入茯苓，搅拌均匀。

③用小火煮30分钟至大米熟软。

④揭盖，放入枸杞，搅拌匀。

⑤加入山药，搅匀。

⑥盖上盖，用小火续煮10分钟至粥浓稠。

⑦揭开盖，撇去浮沫。

⑧加入红糖，拌匀调味。

⑨关火后盛出煮好的粥，装入碗中即可。

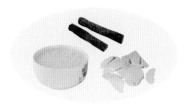

营养分析

此品具有利水渗湿、健脾化痰、宁心安神、败毒抗癌的功效，可治小便不利、水肿胀满、痰饮咳逆等症，有助于消除脸部水肿。

山楂薏米水

| 材料 |

新鲜山楂50克，水发薏米60克

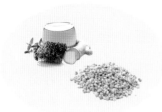

| 调料 |

蜂蜜10克

| 做法 |

①洗好的山楂切开，去核，切成小块，备用。

②砂锅中注入适量清水烧开，倒入洗好的薏米。

③加入切好的山楂，搅拌匀。

④盖上盖，用小火煮20分钟。

⑤揭开盖子，搅拌片刻。

⑥将煮好的薏米水滤入碗中，倒入蜂蜜即可。

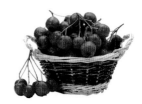

营养分析

此品有健脾利湿、清热排脓的功能，可祛除脸部水肿，从而起到瘦脸的效果。

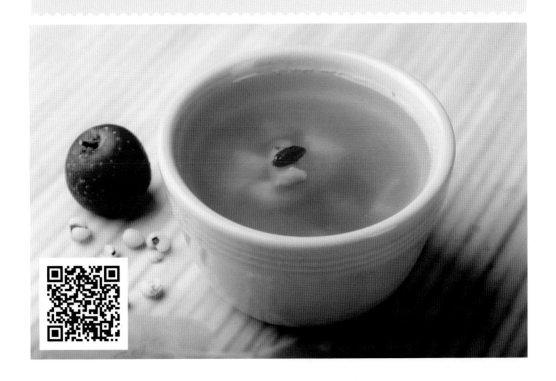

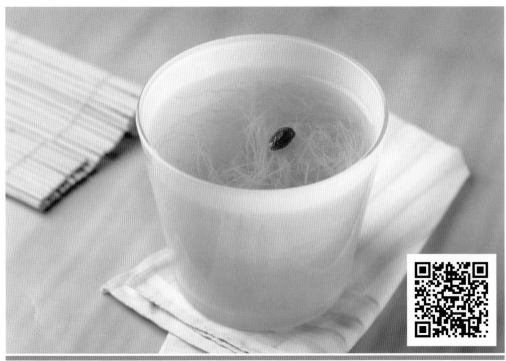

 特别推荐

玉米须茶

| 材料 |

玉米须30克

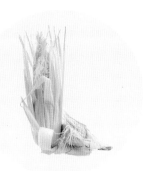

| 做法 |

①砂锅置于旺火上，注入适量清水，用大火烧开。

②放入洗好的玉米须。

③盖上锅盖，用小火煮15分钟，至茶水呈微黄色。

④揭开盖，把煮好的茶盛出，装入玻璃杯中即可。

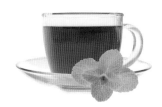

营养分析

玉米须能利水消肿、泄热、平肝利胆，还能抗过敏，适量饮用能消脸部水肿。

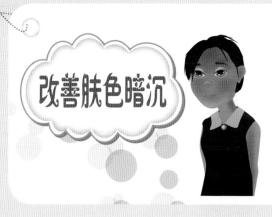

改善肤色暗沉

●肤色暗沉黑黄，即我们常说的"脸色差"。看起来似乎没洗干净脸一样，皮肤并不很黑却没有通透的光泽，整张面孔灰不溜秋的，没有光泽和色彩，人也显得精神萎靡、老气横秋。当你的皮肤暗沉时是给你敲响的警钟，因为暗沉是你皮肤面临老化的初期征兆，提醒你要注意保养了！

导致肤色暗沉的五大原因

睡眠不足：晚上睡眠时皮肤细胞更新得最活跃，新的细胞会生长，老化的角质细胞会脱落。太晚睡或睡眠不足，会使新陈代谢功能不再畅顺，造成老化角质层增厚，肌肤失去透明感，呈现晦暗的颜色。

压力：人受压力时身体处于紧张状态，血管收缩，血液循环不良，脸色也暗沉。

吸烟：使微血管收缩，血液循环恶化，肌肤处于缺氧状态，脸色自然黯淡。

洁面不彻底：当粉底在肌肤上一段时间后，会与皮脂及灰尘等混杂在一起形成污垢，然后氧化变质，影响肤色及皮肤健康。

紫外线：紫外线会深入及破坏真皮层，侵害胶原纤维及弹力纤维，使其变质，在真皮层中残留成块，令肌肤失去剔透感而泛黄、暗沉。

改善肤色暗沉的食物

大枣：大枣能益气健脾，促进气血生化，使面色红润，皮肤润泽。能促进皮肤细胞代谢，防止色素沉着。

柠檬：含丰富维生素C的柠檬能够促进新陈代谢，延缓衰老，美白淡斑，收细毛孔，软化角质层及令肌肤有光泽。

坚果：坚果中含有的不饱和脂肪酸对皮肤很有好处，能够从内而外地软化皮肤，防止皱纹产生，同时保湿，让肌肤看上去更年轻。

白萝卜：中医认为白萝卜可"利五脏，令人白净"。现代医学研究表明白萝卜含有丰富的维生素C，不仅能促进胶原蛋白合成，改善血液循环，保证皮肤的血液供给，还能清除体内毒素，降低黑色素的形成，使皮肤白皙细嫩。

荔枝：荔枝能促进毛细血管的血液循环，有美白肌肤的功效。但一次摄入不可过多，每次最好不要超过10颗，每周不要超过3次。

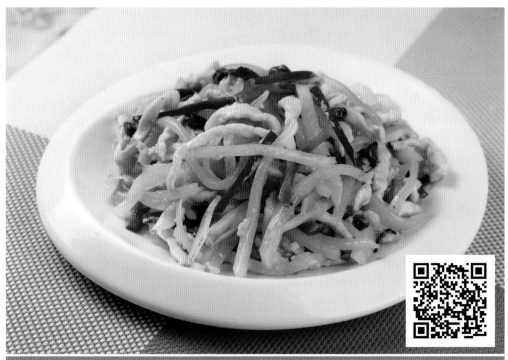

特别推荐 枸杞萝卜炒鸡丝

| 材料 |

白萝卜120克，鸡胸肉100克，红椒30克，枸杞12克，姜丝、葱段、蒜末各少许

| 调料 |

盐4克，鸡粉3克，料酒、生抽、水淀粉、食用油各适量

| 做法 |

①将去皮洗净的白萝卜切丝；洗好的红椒切成丝。

②洗净的鸡胸肉切成丝，装碗，放入鸡粉、盐、水淀粉，倒入食用油抓匀，腌渍10分钟至入味。

③锅中注水烧开，加入2克盐，放入白萝卜，煮1分钟，放入红椒，略煮片刻，捞出。

④用油起锅，放入姜丝、蒜末，炒香。

⑤倒入鸡肉丝，翻炒匀，淋入适量料酒，炒香。

⑥倒入白萝卜和红椒，翻炒匀。

⑦加入适量盐、鸡粉、生抽，炒匀调味。

⑧放入枸杞、葱段，倒入水淀粉，快速炒匀即可。

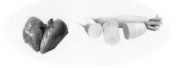

营养分析

　　枸杞所含的枸杞多糖具有促进免疫、抗衰老、抗肿瘤、清除自由基、抗疲劳、抗辐射、保肝、保护和改善生殖功能等作用，与白萝卜、鸡肉同食，有助于改善肤色暗沉、皮肤粗糙等问题。

当归猪皮汤

| 材料 |

猪皮200克，桂圆肉25克，红枣20克，当归10克

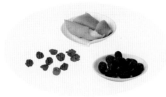

| 调料 |

盐、鸡粉各少许

| 做法 |

①将洗净的猪皮切开，再切成粗丝。

②锅中注入适量清水烧开，倒入猪皮丝。

③搅拌匀，用大火煮约半分钟，去除杂质。

④捞出氽好的猪皮，沥干水分，待用。

⑤砂锅中注入适量清水烧开，倒入氽过水的猪皮。

⑥放入桂圆肉、红枣、当归拌匀，使材料散开。

⑦煮沸后用小火煮约60分钟，至食材熟透。

⑧揭盖，加入少许鸡粉、盐，拌匀调味。

⑨再转中火略煮片刻，至汤汁入味。

⑩关火后盛出煮好的猪皮汤，装入碗中即成。

营养分析

　　此品具有补血活血、调经止痛、润燥滑肠的功效，适用于血虚萎黄、眩晕心悸、月经不调、经闭痛经、虚寒腹痛、肠燥便秘、风湿痹痛、跌打损伤、痈疽疮疡等症。常食可改善肤色暗沉，使面色白皙红润。

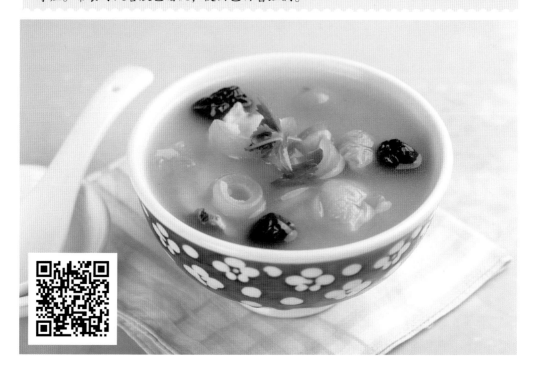

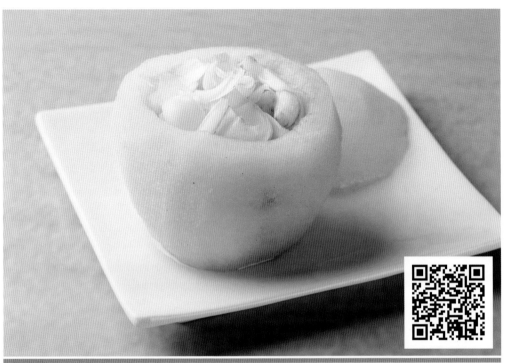

特别推荐

蜂蜜蒸百合雪梨

| 材料 |

雪梨120克，鲜百合30克

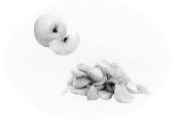

| 调料 |

蜂蜜适量

| 做法 |

①将洗净的雪梨去除果皮。

②从四分之一处用横刀切断，分为雪梨盅与盅盖。

③取雪梨盅，掏空中间的果肉与果核，备用。

④再取盅盖，去除果核，修好形状，待用。

⑤另取一个干净的蒸盘，摆上雪梨盅与盅盖。

⑥再把百合填入雪梨盅内，均匀地浇上少许蜂蜜。

⑦盖上盅盖，静置片刻，使蜂蜜与百合混合均匀。

⑧蒸锅置旺火上，烧开后放入蒸盘蒸至食材熟软。

⑨取下锅盖，待水汽散开，取出蒸好的食材即可。

营养分析

　　此品具有清火、润肺、安神的功效，对皮肤细胞新陈代谢有益，常食有一定美容作用，可提亮肤色。

蓝莓牛奶西米露

| 材料 |

西米70克，蓝莓50克，牛奶90毫升

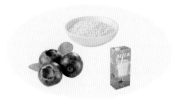

| 调料 |

白糖6克

| 做法 |

①砂锅中注入适量清水烧开。

②倒入备好的西米，搅拌匀。

③盖上盖，煮沸后用小火煮约15分钟至米粒变软。

④揭盖，倒入备好的牛奶，轻轻搅拌一会儿。

⑤加入少许白糖，搅拌匀。

⑥用大火续煮一会儿，至糖分溶化。

⑦关火后盛出煮好的西米露。

⑧装入汤碗中，撒上蓝莓即成。

营养分析

　　牛奶可补虚损、益肺胃、生津润肠，适用于久病体虚、气血不足等症；蓝莓中的花色苷有很强的抗氧化性，可抗自由基、延缓衰老、防止细胞的退行性改变。二者同食可有效改善肤色暗沉。

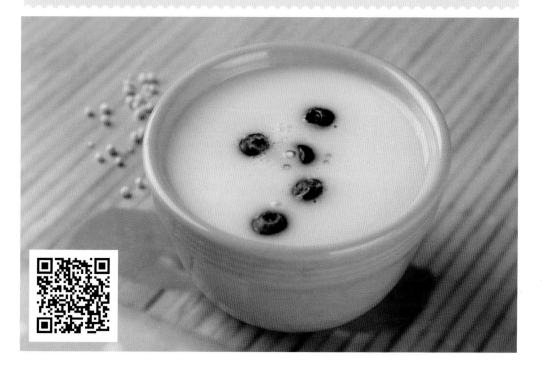

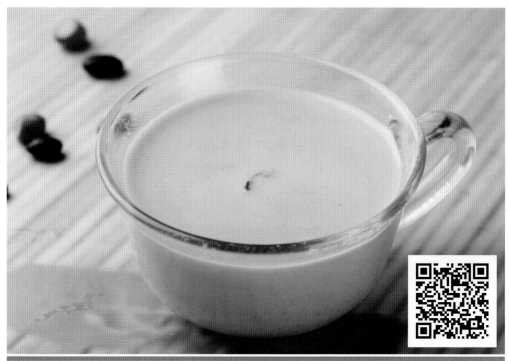

特别推荐 黑豆花生牛奶

| 材料 |

水发黑豆、水发花生米各100克，牛奶150毫升

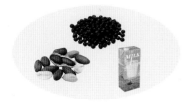

| 调料 |

白糖6克

| 做法 |

①取榨汁机，倒入洗净的黑豆、花生米。

②注入适量矿泉水，盖好盖子。

③选择"榨汁"功能，搅拌至材料成生豆浆。

④砂锅上火烧热，倒入牛奶、生豆浆，搅拌匀。

⑤用大火煮约1分钟。

⑥待汁水沸腾，加入少许白糖，搅拌匀。

⑦续煮片刻，至糖分完全溶化，再掠去浮沫。

⑧关火后盛出，装入杯中即成。

营养分析

　　黑豆含有丰富的抗氧化剂——维生素E，能清除体内的自由基，减少皮肤皱纹，达到养颜美容、保持青春的目的。此外，常吃黑豆既可以补充肾气，也可以补充肾阴，改善肤色暗沉。

牛奶芝麻豆浆

┃材料┃

水发黄豆60克，黑芝麻15克，牛奶80毫升

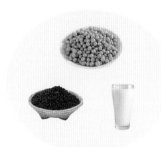

┃做法┃

①将已浸泡8小时的黄豆倒入碗中。

②加入适量清水，用手将黄豆搓洗干净。

③将洗好的黄豆倒入滤网，沥干水分。

④把黄豆、芝麻、牛奶倒入豆浆机中。

⑤注水至水位线。盖上豆浆机机头，选择"五谷"程序，再选择"开始"键，开始打浆。

⑥待豆浆机运转约15分钟，即成豆浆。

⑦将豆浆机断电，取下机头，把煮好的豆浆倒入滤网，用汤匙搅拌，滤取豆浆。

⑧将豆浆倒入碗中。待稍微放凉后即可饮用。

营养分析

　　牛奶中富含维生素A，可以防止皮肤干燥及暗沉，使皮肤白皙，有光泽；黑芝麻中天然维生素E的含量高居植物性食物之首，维生素E是良好的抗氧化剂，适当的补充维生素E可以起到润肤养颜的作用。

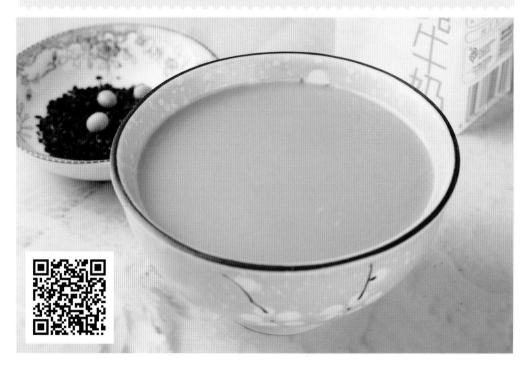

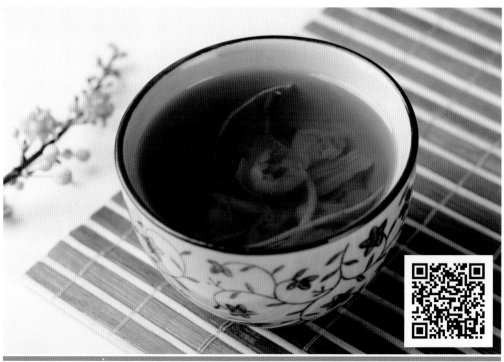

特别推荐

玫瑰参茶

| 材料 |

玫瑰花4克，人参须8克，枸杞5克，黄芪10克

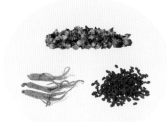

| 做法 |

①砂锅中注入适量清水烧开。

②放入洗好的玫瑰花、人参须、枸杞、黄芪。

③盖上盖，用小火煮20分钟至其析出有效成分。

④关火后揭开盖，盛出煮好的药茶，装入碗中。

⑤待稍微放凉后即可饮用。

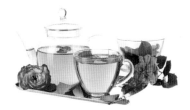

营养分析

　　此品具有柔肝醒胃、舒气活血、美容养颜、令人神爽的功效，长期饮用可去清除宿便，维持新陈代谢的功能正常，当然就能让皮肤看起来细嫩，改善暗沉肤色。

玫瑰花桂圆生姜茶

| 材料 |

玫瑰花3克，桂圆肉20克，红枣25克，枸杞8克，姜片10克

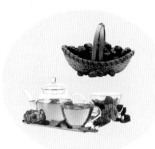

| 做法 |

①砂锅中注入适量清水烧开。

②放入备好的材料。

③盖上盖，用小火煮约20分钟至食材熟透。

④揭盖，放入适量白糖。

⑤搅拌均匀，煮至溶化。

⑥关火后盛出煮好的茶即可。

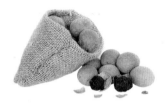

营养分析

　　此品能调气血，调理女性生理问题，促进血液循环，具有调经、利尿、缓和肠胃神经、防皱纹、防冻伤等功效，可改善肤色暗沉。

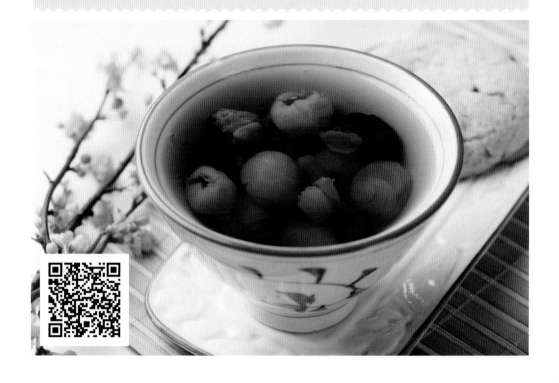

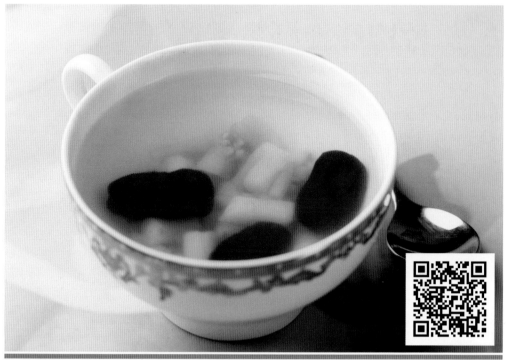

党参红枣蜂蜜茶

特别推荐

| 材料 |

红枣20克，薏米30克，党参
15克

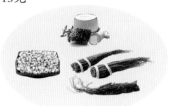

| 调料 |

蜂蜜15克

| 做法 |

①砂锅中注入适量清水烧开，放入洗好的红枣、薏米、党参。

②盖上盖，用小火煮40分钟至药材析出有效成分。

③关火后揭开盖，把煮好的药茶盛入杯中。

④加入适量蜂蜜，搅拌匀。

⑤待稍微放凉后即可饮用。

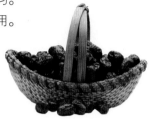

营养分析

　　此品有补气养血、美容养颜、改善肤色的功效，适宜体质虚弱、气血不足、面色萎黄，以及病后产后体虚者食用。

柠檬蜂蜜绿茶

| 材料 |

柠檬片45克，绿茶10克，蜂蜜30毫升

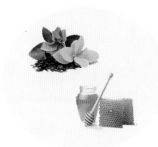

| 做法 |

①砂锅中注入适量清水烧开。

②放入备好的柠檬片。

③加入绿茶。

④拌匀，煮1分钟。

⑤把煮好的茶水盛出，滤入杯中。

⑥加入蜂蜜即可。

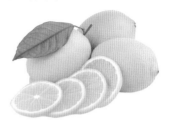

营养分析

　　柠檬所含的柠檬酸具有防止和消除皮肤色素沉着的作用；蜂蜜能润肤生肌；绿茶有助于美容护肤，其所含的茶多酚是水溶性物质，能收敛毛孔，具有消毒、灭菌、抗皮肤老化，减少日光中的紫外线辐射对皮肤的损伤等功效。

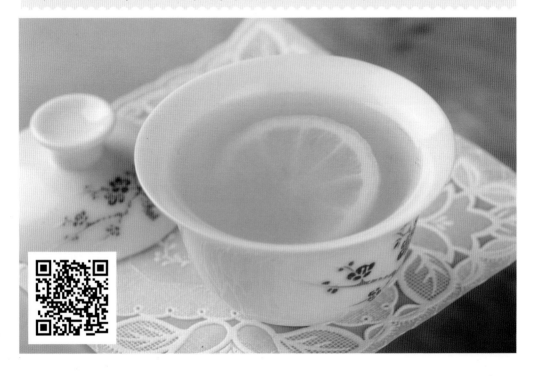

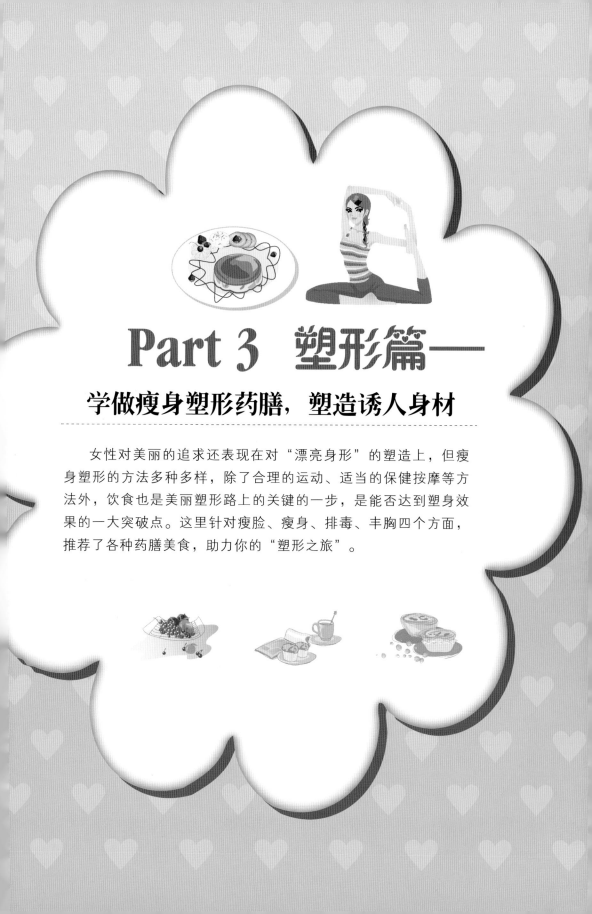

Part 3 塑形篇——

学做瘦身塑形药膳，塑造诱人身材

　　女性对美丽的追求还表现在对"漂亮身形"的塑造上，但瘦身塑形的方法多种多样，除了合理的运动、适当的保健按摩等方法外，饮食也是美丽塑形路上的关键的一步，是能否达到塑身效果的一大突破点。这里针对瘦脸、瘦身、排毒、丰胸四个方面，推荐了各种药膳美食，助力你的"塑形之旅"。

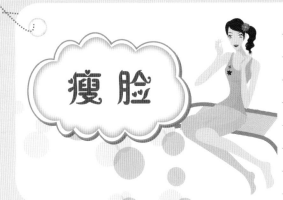

● 不健康的瘦身瘦脸方式，如节食与过度依赖减肥药，就算短时间使体重迅速下降，也会让身体状况变差，间接影响脸色，使眼角处出现细纹，脸颊冒痘。瘦脸必须要遵循一些健康的规则，保持良好的饮食与作息习惯，多吃高纤维的海藻类、豆腐、豆干及青菜、水果等。

细嚼慢咽打造小脸

牙齿咀嚼时产生的唾液激素不仅能够帮助活化大脑，让大脑更加积极地指挥身体进行新陈代谢，而且多咀嚼纤维含量高的食物，如芹菜、粗粮饼干，还能帮助缓解便秘，让身体变轻盈。牙齿的动作会使整个口腔肌肉活动。不正确的咀嚼方式，会让脸形变得不匀称，让腮帮特别突出，即使吃得再少，脸也难瘦。正确的咀嚼方法是：最好每一口食物都能在牙齿两侧各细嚼15下，而且要轻嚼慢咽，不仅会让进入身体的食物更好地被消化，还能让脸形变得标致、立体。

高钾质食物瘦脸

钾可以促进体内代谢功能，排除因为不当饮食或生活习惯所产生的脸部肿胀问题，常见的、必吃的高钾瘦脸食材大致有以下几种：

▶ **菠菜**：菠菜含丰富的钾及维生素A与维生素C，是最宜常吃的瘦脸食物。

▶ **豆苗**：豆苗可强化咀嚼效果，是促进口腔活动的优质食物。

▶ **胡萝卜**：胡萝卜具备超强的瘦脸功效，还能美肤抗衰。

▶ **纳豆**：纳豆含钾元素丰富，是想瘦脸者必吃的食物之一。

▶ **小鱼干**：柴鱼或是吻仔鱼等鱼干都是含钾元素非常高的食物。

▶ **柿干**：柿干软硬适中，适口耐嚼，促进口腔活动，非它莫属。

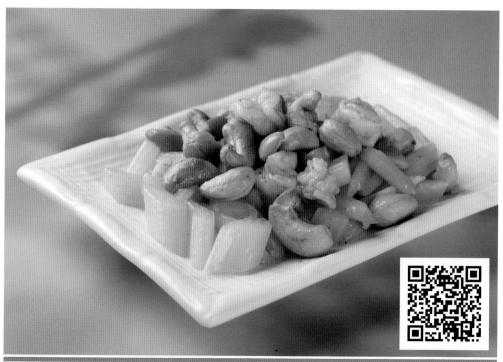

特别推荐

西芹腰果虾仁

| 材料 |

西芹90克，胡萝卜45克，虾仁60克，腰果35克，姜片、蒜末、葱段各少许

| 调料 |

盐2克，料酒3毫升，水淀粉、食用油各适量

| 做法 |

①将洗净的西芹切块、洗好的虾仁由背部切开，去虾线；洗净的胡萝卜切块。把虾仁装碗，加入少许盐、水淀粉，拌匀上浆，注入食用油，腌渍入味。

②锅中注水烧开，加食用油。倒入胡萝卜块煮片刻。放入西芹拌匀煮至食材断生捞出，沥水待用。

③热锅注油烧至四成热。放腰果略炸后捞出沥油。

④锅底留油，倒入虾仁、淋料酒，放入姜片、蒜末、葱段，翻炒至虾身弯曲。倒入食材炒匀，加盐调味。倒入少许水淀粉，翻炒至食材熟软、入味。

⑤关火后盛出装盘，撒上炸好的腰果即成。

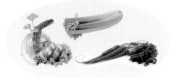

营养分析

芹菜含有利尿有效成分，能消除体内钠潴留，利尿消肿，适合脸部浮肿者食用。虾仁含有丰富的钾，且营养丰富，易于消化，是优质的瘦脸产品。

素炒香菇芹菜

| **材料** |

西芹95克，鲜香菇30克，彩椒45克，胡萝卜片、蒜末、葱段各少许

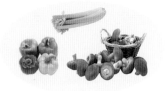

| **调料** |

盐3克，鸡粉、水淀粉、食用油各适量

| **做法** |

①将洗净的彩椒切开，再切成小块，洗好的香菇切粗丝；洗净的西芹切成条形，改切成小段。

②锅中注入适量清水烧开，加入少许盐、食用油。放入胡萝卜片、香菇丝、西芹段，再放入切好的彩椒，搅拌匀，煮约1分钟。至全部食材断生后捞出，沥干水分，待用。

③用油起锅，放入蒜末、葱段，爆香。再倒入焯过水的食材，翻炒匀。加入适量盐、鸡粉，炒匀调味。倒入少许水淀粉，翻炒至食材熟软、入味。

④关火后盛出炒好的食材，装入盘中即成。

营养分析

香菇具有透疹解毒、化痰理气、软化血管、降低血压的作用，西芹能利尿消肿，此菜适合脸部浮肿者食用。

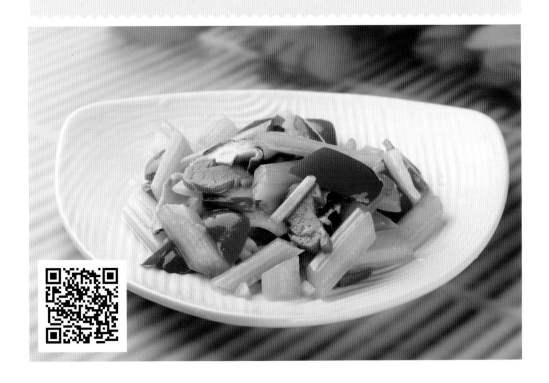

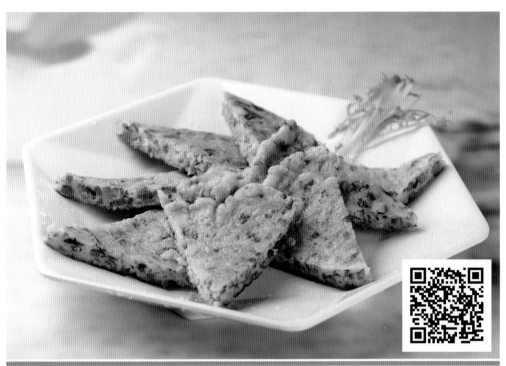

特别
推荐

菠菜胡萝卜蛋饼

| 材料 |

菠菜80克，胡萝卜100克，鸡蛋2个，面粉90克，葱花少许

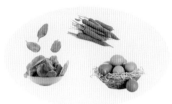

| 调料 |

盐3克，食用油适量

| 做法 |

①去皮洗净的胡萝卜切粒；择洗干净的菠菜切粒。

②锅中注水烧开，加入少许盐、食用油，倒入胡萝卜、菠菜，搅匀煮至断生。捞出沥水。

③鸡蛋打入碗中，放入少许盐，打散、调匀。将胡萝卜和菠菜倒入蛋液中，加入葱花拌匀。加面粉调匀。

④煎锅中倒入适量食用油烧热，倒入蛋液，摊成饼状。小火煎至蛋饼成型，煎出焦香味。将蛋饼翻面，煎至金黄色盛出，装入盘中，稍微放凉。

⑤将放凉的蛋饼切成块。把切好的蛋饼装盘即可。

营养分析

菠菜中含有丰富的钾及维生素A、维生素C，是最宜常吃的瘦脸食物。胡萝卜所含的胡萝卜素能加快脸部脂肪的燃烧，从而帮助快速有效瘦脸。

枸杞拌菠菜

| 材料 |

菠菜230克，枸杞20克，蒜末少许

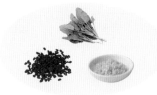

| 调料 |

盐、鸡粉各2克，蚝油10克，芝麻油3毫升，食用油适量

| 做法 |

①择洗干净的菠菜切去根部，再切成段，备用。

②锅中注入适量清水烧开，淋入少许食用油，倒入洗好的枸杞，焯煮片刻。

③捞出焯煮好的枸杞，沥干水分，待用。

④把菠菜倒入沸水锅中拌匀，煮至食材断生。

⑤捞出煮好的菠菜，沥干水分，备用。

⑥把焯好的菠菜倒入碗中，放入蒜末、枸杞。

⑦加入适量盐、鸡粉、蚝油、芝麻油。

⑧用筷子搅拌至食材入味。

⑨盛出拌好的食材，装入盘中即可。

营养分析

　　菠菜中含有丰富的钾及维生素A与维生素C，是最宜常吃的瘦脸食物，枸杞含有胡萝卜素、维生素B_1、维生素B_2、维生素C、钙、铁等营养成分，具有强大的瘦脸功能。

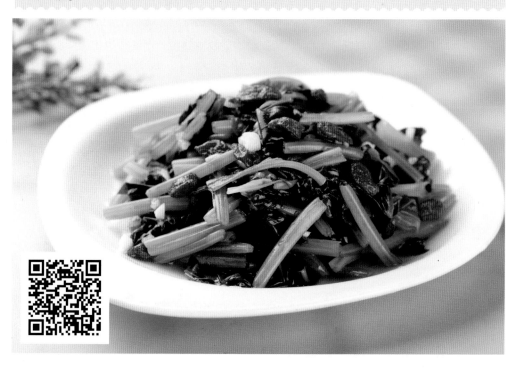

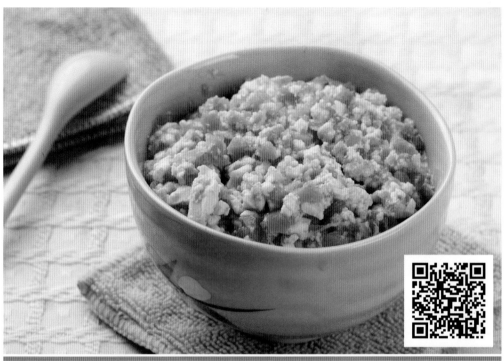

特别推荐

胡萝卜豆腐泥

| 材料 |

胡萝卜85克，鸡蛋1个，豆腐90克

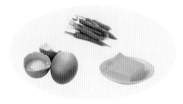

| 调料 |

盐少许，水淀粉3毫升

| 做法 |

①把鸡蛋打入碗中打散调匀；洗好的胡萝卜切成丁；将洗净的豆腐切成片，再切成小块。

②把胡萝卜放入烧开的蒸锅中，用中火蒸10分钟至其七成熟。把豆腐放入蒸锅中，继续用中火蒸5分钟至胡萝卜和豆腐完全熟透。

③胡萝卜和豆腐取出，把胡萝卜倒在砧板上，用刀压烂，剁成泥状。将豆腐倒在砧板上，用刀压烂。

④汤锅注水，加盐。倒入胡萝卜泥，用锅勺搅拌。放入豆腐泥拌匀，煮沸。倒入备好的蛋液搅匀煮开。

⑤加入适量水淀粉，快速搅拌均匀。盛出装碗即可。

营养分析

胡萝卜含有丰富的植物纤维，可加强肠道的蠕动，尤其适宜便秘时食用。此外，胡萝卜富含胡萝卜素，可加快脸部脂肪的燃烧，从而帮助快速瘦脸。

西芹藕丁炒姬松茸

| 材料 |

莲藕120克，鲜百合30克，水西芹100克，彩椒20克，发姬松茸50克，姜片、蒜末、葱段各少许

| 调料 |

盐4克，鸡粉2克，生抽3毫升，料酒4毫升，水淀粉4毫升，食用油适量

| 做法 |

① 洗净去皮的西芹切成段；洗好的彩椒去籽切成块。洗净的姬松茸切成小段；洗好去皮的莲藕切成厚片，再切成条形，改切成丁，备用。
② 锅中注水烧开，加食用油、盐，倒入藕丁搅均，略煮。放入姬松茸搅拌，续煮半分钟，余去杂质。
③ 倒入西芹、百合搅拌，煮至断生捞出沥水。
④ 油起锅，倒入姜片、蒜末、葱段，翻炒均匀。放入食材炒匀。淋入料酒调味。加入鸡粉、盐，淋入生抽，倒入水淀粉。快速翻炒片刻使其入味。
⑤ 将炒好的食材盛出，装入盘中即可。

营养分析

　　芹菜含有利尿有效成分，能消除体内钠潴留，利尿消肿，适合脸部浮肿者食用。莲藕能滋阴养血，利尿通便，帮助排泄体内的废物和毒素。姬松茸富含蛋白质及多种矿物质和维生素，可补肾消肿，适宜因水份代谢不畅导致的面部浮肿者食用。

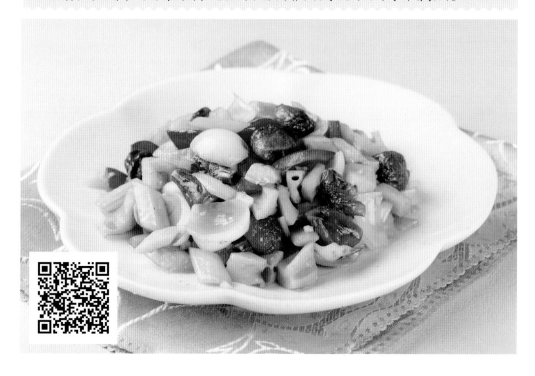

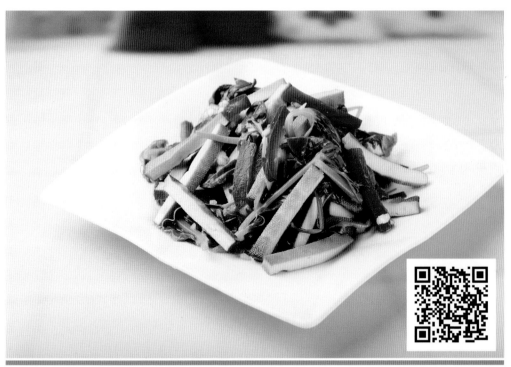

特别推荐 豌豆苗拌香干

| 材料 |

豌豆苗90克,香干150克,彩椒40克,蒜末少许

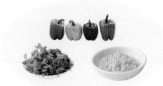

| 调料 |

盐3克,鸡粉3克,生抽4毫升,芝麻油2毫升少许,食用油适量

| 做法 |

①香干切成条。

②洗好的彩椒切成条。

③锅中注水烧开,倒入适量食用油,加入盐、鸡粉。

④倒入香干和彩椒,拌匀,煮半分钟至五成熟。

⑤加入豌豆苗,搅拌匀,再煮半分钟至断生。

⑥把锅中的材料捞出,沥干水分。

⑦将捞出的食材装入碗中,放入蒜末。

⑧加入生抽、鸡粉、盐,淋入芝麻油。

⑨用筷子搅拌均匀。

⑩将拌好的食材盛出,装入盘中即可。

营养分析

香干和豌豆苗均富含钾元素,有利于瘦脸。豌豆苗里的粗纤维还可以加速肠胃蠕动。促进新陈代谢,有利于排出毒素。

菠菜银耳粥

| 材料 |

菠菜100克，水发银耳150克，水发大米180克

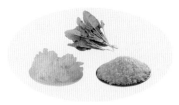

| 调料 |

盐、鸡粉各2克，食用油适量

| 做法 |

①将洗净的银耳切去黄色根部，再切成小块；洗好的菠菜切成段。

②砂锅中注水烧开，倒入大米搅拌匀。

③烧开后用小火煮30分钟，至大米熟软。

④放入银耳拌匀，续煮至食材熟烂。

⑤放入菠菜，拌匀。

⑥倒入适量食用油，搅拌匀，加入鸡粉、盐，用锅勺拌匀调味。

⑦把煮好的粥盛出，装入碗中即可。

营养分析

　　银耳含有天然特性胶质、膳食纤维，具有补脾开胃、益气清肠、养阴清热、润燥的功效，能提高肝脏解毒能力，润泽肌肤。菠菜中含有丰富的钾、维生素A、维生素C，是最宜常吃的瘦脸食物。

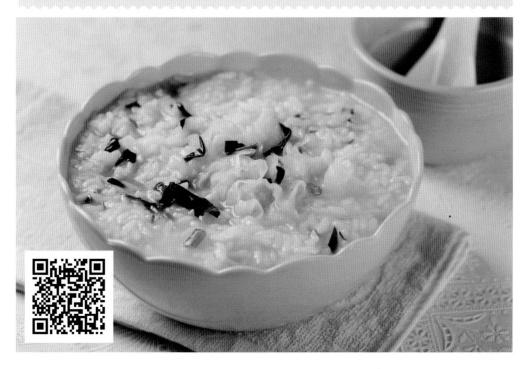

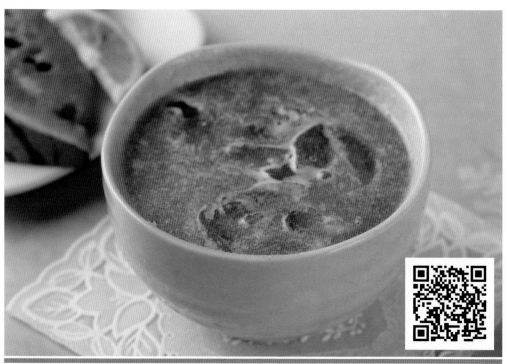

西瓜柠檬爽

特别推荐

┃材料┃

西瓜400克，柠檬70克，蜂蜜15克

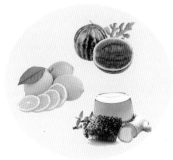

┃做法┃

① 洗净去皮的西瓜切小块。

② 洗好的柠檬切片，备用。

③ 取榨汁机，倒入切好的西瓜块和柠檬片。

④ 盖上盖，选择"榨汁"功能，榨取果汁。

⑤ 揭开盖，加入适量蜂蜜。

⑥ 再盖上盖，继续搅拌片刻。

⑦ 揭盖，把榨好的果汁倒入碗中，加入冰块即可。

营养分析

柠檬含有维生素C和维生素P，能增强血管弹性和韧性，还具有清洁肾脏，通利大小便的作用，可排水肿。西瓜和柠檬都富含维生素C和钾元素，对瘦脸非常有效。

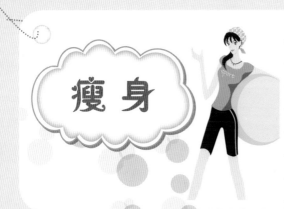

●节食是女人最常用的瘦身方法。长时间坚持节食确实会让体重减轻，但一旦恢复正常饮食，体重就会反弹。长期节食使气血化生无源，使人面容憔悴苍白、肤色姜黄少光泽、肌肉松弛、毛发失去光泽、早白，甚至脱落，神疲体倦、肌体瘦弱如柴及过早衰老等，所以最好的方法是合理饮食。

饮食减肥注意事项

影响减肥的最大问题就是"肝郁"和"脾虚"。肝郁使胆汁分泌不足，脾虚使胰腺功能减弱，而胆汁与胰腺正是消解人体多余脂肪的两位干将。只有将这二者的积极性调动起来，才能解决肥胖问题。肝郁的消解方法是：常揉肝经的太冲至行间，大腿赘肉过多的人，最好用拇指从肝经腿根部推到腋窝曲泉穴，这通常会是很痛的一条经，但对治肝郁很有效。脾虚可用食补，多吃些大枣、小米、山药等，不仅健脾还补气血。当肝、脾都好了，减肥就不是难题了。

花草减肥，让你拥有迷人曲线

花草可以单独冲饮或拿来混合饮用，亦可以根据不同的体质搭配出不同的花草茶瘦身方案，长期坚持喝对花草茶会得到意想不到的减肥效果。

▶**甘草茶**：甘草茶可抑制胆固醇，还能增强人体免疫力，抑制身体的炎症。

▶**薄荷茶**：薄荷茶能清新口气，还能缓解糖尿病与肥胖症状。

▶**迷迭香茶**：迷迭香茶能帮助促进血液循环，还能降低体内的胆固醇。

▶**百合花茶**：百合花茶可以清理肠胃、帮助排毒、治疗便秘。

▶**金盏花茶**：金盏花茶清爽提神、解热祛火，还能帮助稳定情绪。

▶**苦丁茶**：苦丁茶有清热解毒、去除油脂、帮助排便的功效。

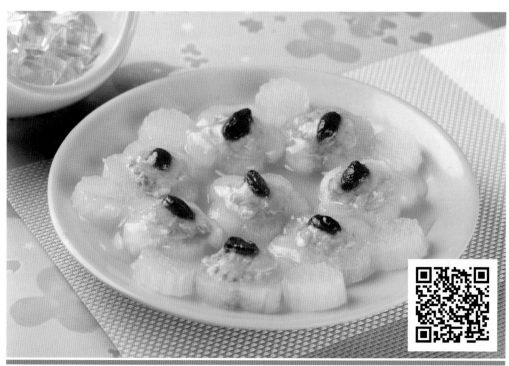

酿冬瓜

特别推荐

| 材料 |

冬瓜350克，肉末100克，枸杞少许

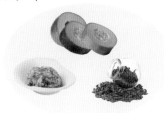

| 调料 |

盐2克，鸡粉、水淀粉、食用油各适量

| 做法 |

① 将去皮洗净的冬瓜切片，用模具压出花型。

② 再用模具把冬瓜片中间挖空。

③ 把冬瓜片装入盘中，在挖空部分塞入肉末。

④ 再放上洗净的枸杞。

⑤ 把酿好的冬瓜片放入烧开的蒸锅中。

⑥ 盖上盖，用大火蒸3分钟至熟。

⑦ 把蒸熟的酿冬瓜取出。

⑧ 油起锅，倒少许清水，放入盐、鸡粉，拌匀煮沸。

⑨ 倒入适量水淀粉，调成稠汁。

⑩ 把稠汁浇在酿冬瓜片上即可。

营养分析

　　冬瓜中所含的丙醇二酸能有效地抑制糖类转化为脂肪，且冬瓜本身不含脂肪，热量不高，可以达到瘦身的功效，此外，冬瓜含钠量极低，有利尿排湿、清热解暑的功效。

山楂糕拌梨丝

| 材料 |

雪梨120克，山楂糕100克

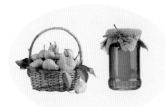

| 调料 |

蜂蜜15克

| 做法 |

①将洗净的雪梨对半切开。

②再去除果皮，切小瓣，去除果核。

③把果肉切成片，改切成细丝。

④山楂糕切细丝。

⑤把切好的雪梨装入碗中，倒入切好的山楂糕。

⑥淋入适量蜂蜜。

⑦搅拌一会儿，使蜂蜜溶于食材中。

⑧取一个干净的盘子，盛入拌好的食材，摆盘即成。

营养分析

　　雪梨富含粗纤维，可促进肠道蠕动，有利于身体排出废物及排毒，对瘦身有帮助；山楂糕有健脾开胃、消食化滞、活血化瘀的功效，对瘦身有一定的帮助。

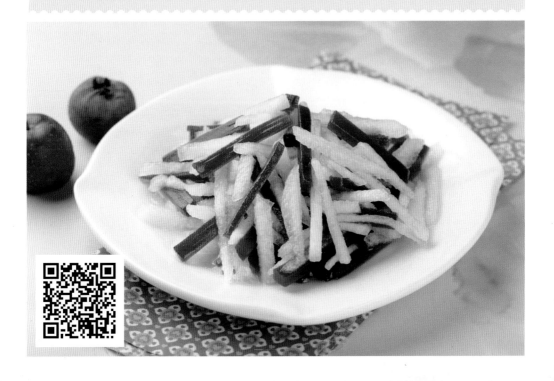

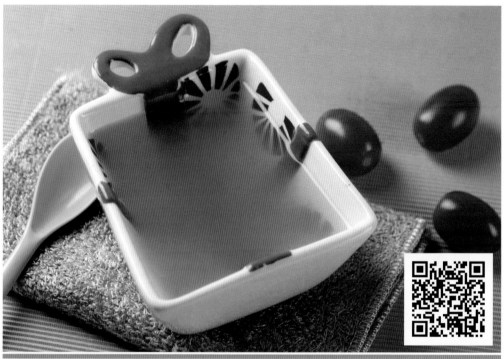

 # 西红柿汤

| 材料 |

西红柿90克

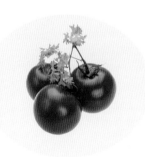

| 做法 |

①将洗净的西红柿对半切开，去蒂。

②把西红柿切片，切碎。

③把西红柿装入盘中待用。

④锅中注入适量清水，用大火烧开。

⑤倒入切好的西红柿。

⑥盖上盖，用小火煮5分钟至熟。

⑦揭盖，将煮好的汤料盛入滤网中。

⑧滤出西红柿汤即可。

营养分析

西红柿富含胡萝卜素、维生素B₁、维生素C及多种矿物质元素，还含有蛋白质、碳水化物、有机酸、纤维素，有助消化、润肠通便、清热解毒的作用，达到瘦身的功效。

西蓝花土豆泥

| 材料 |

西蓝花50克，土豆180克

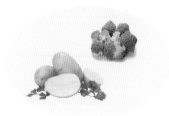

| 调料 |

盐少许

| 做法 |

①汤锅中注入适量清水烧开，放入洗好的西蓝花，用小火煮1分30秒至熟。

②把煮熟的西蓝花捞出，装入小盘中备用。

③将去皮洗净的土豆对切块，装盘备用。

④将装有土豆的盘子放入烧开的蒸锅中，用中火蒸至熟透取出。用刀背将土豆块压碎，再剁成泥。

⑤将西蓝花切碎，剁成末。

⑥取一个干净的大碗，倒入土豆泥、西蓝花末。

⑦加入少许盐，用小勺子拌约1分钟至完全入味。

⑧将拌好的西蓝花土豆泥舀入另一个碗中即成。

营养分析

西蓝花营养成分十分丰富，包含了蔬菜特有的属性，热量低、助消化，是不可多得的营养瘦身食物。土豆中含有丰富的膳食纤维，有助于促进胃肠蠕动，帮助带走一些油脂和垃圾，具有一定的通便排毒作用，达到瘦身的功效。

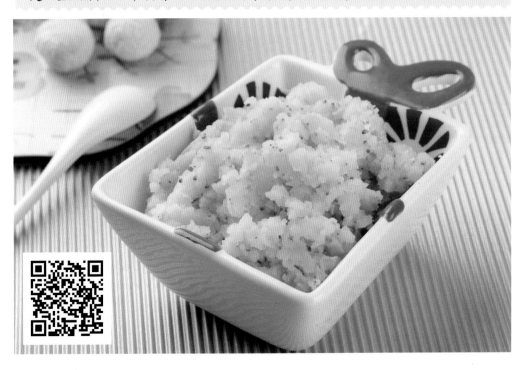

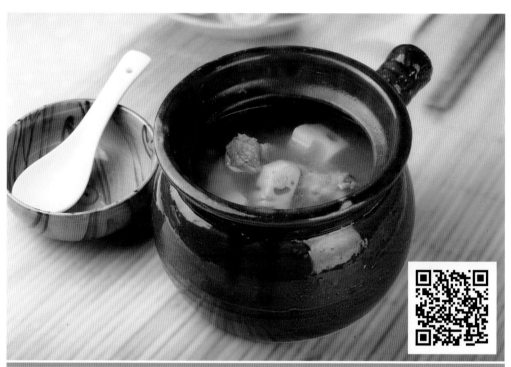

 特别推荐

瓦罐莲藕汤

| 材料 |

排骨350克，莲藕200克，姜片20克

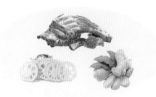

| 调料 |

料酒8毫升，盐2克，鸡粉2克，胡椒粉适量

| 做法 |

①洗净去皮的莲藕切厚块，切丁。

②砂锅中注水烧开，倒入洗净的排骨。

③加入料酒，煮沸，汆去血水。

④把汆煮好的排骨捞出，沥干水分，待用。

⑤瓦罐中注水烧开，放入汆过水的排骨，煮至沸腾。

⑥倒入姜片，烧开后用小火煮至排骨五成熟。

⑦倒入莲藕拌匀，用小火续煮20分钟，至排骨熟透。

⑧放入鸡粉、盐，加入少许胡椒粉。

⑨用勺拌匀调味，撇去汤中浮沫。关火后焖一会儿。

⑩将瓦罐从灶上取下即可。

营养分析

莲藕中含有黏液蛋白和膳食纤维，能与人体内胆酸盐、食物中的胆固醇及甘油三酯结合，使其从粪便中排出，从而减少脂类的吸收，有利于瘦身。

猕猴桃西蓝花青苹果汁

▎材料▕

猕猴桃80克，青苹果100克，西蓝花80克

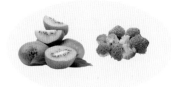

▎调料▕

蜂蜜10克

▎做法▕

①洗好去皮的青苹果切成瓣，去核，再切小块。

②洗好净去皮的猕猴桃切成小块，备用。

③洗好的西蓝花切成小块备用。

④西蓝花入沸水中煮至断生，捞出沥水。

⑤取榨汁机，选择组好"搅拌"刀座组合，将食材倒入备好的食材，加入适量纯净水。

⑥选定择"榨汁"功能，榨取蔬果汁。

⑦加入适量蜂蜜，搅拌均匀。

⑧揭盖，将榨好的蔬果蔬汁倒入杯中，即可饮用。

营养分析

　　猕猴桃富含膳食纤维及果胶，可控制身体对脂肪的吸收，帮助排便；青苹果几乎不含蛋白质和脂肪，热量很低，且富含苹果酸，能使积蓄在体内的脂肪有效分散，从而达到瘦身的效果。

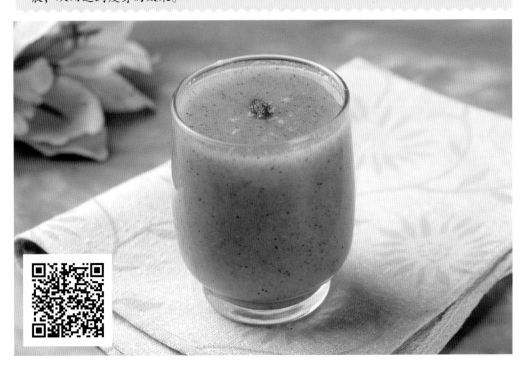

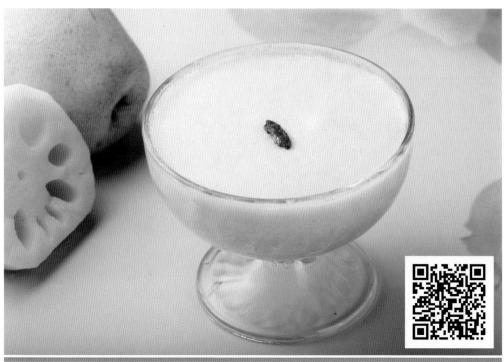

雪梨莲藕汁

| 材料 |

雪梨100克，莲藕100克

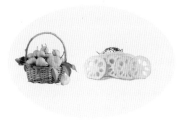

| 调料 |

蜂蜜10毫升

| 做法 |

①将洗净去皮的莲藕切块。

②洗净去皮的雪梨切小瓣，去除核，再把果肉切丁。

③取榨汁机，选择搅拌刀座组合，放入切好的材料。

④注入适量矿泉水，盖上盖。

⑤通电后选择"榨汁"功能。

⑥搅拌一会儿，至材料榨出汁水。

⑦断电后揭开盖，放入适量蜂蜜，盖好盖子。

⑧通电后再次选择"榨汁"功能。

⑨搅拌片刻，至蜂蜜溶入汁水中。

⑩断电后倒出榨好的莲藕汁，装入杯中即成。

营养分析

　　莲藕中含有黏液蛋白和膳食纤维，能减少人体对脂类的吸收，有利于瘦身。雪梨含有大量维生素，可为身体提供水分，产生饱和感，有助于健康瘦身。

酸甜莲藕橙子汁

| 材料 |

莲藕100克，橙子1个

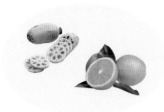

| 调料 |

白糖10克

| 做法 |

①洗好的莲藕切成小块。

②橙子切成瓣，去皮，切小块，备用。

③锅中注入适量清水烧开，倒入莲藕块，煮1分钟，至其断生。捞出沥干水分，待用。

④取榨汁机，选择组好"搅拌"刀座组合，将备好的食材倒入搅拌杯中，加入适量纯净水。

⑤选择定"榨汁"功能，榨取蔬果汁。

⑥加入适量白糖，再次选择"榨汁"功能，搅拌。

⑦将榨好的蔬果汁倒入杯中即可。

营养分析

　　柠檬有健脾开胃的功效，对于脾虚引起的肥胖有一定的改善作用；莲藕中含有黏液蛋白和膳食纤维，能与人体内胆酸盐、食物中的胆固醇及甘油三酯结合，使其经肠道排出体外有利于瘦身。

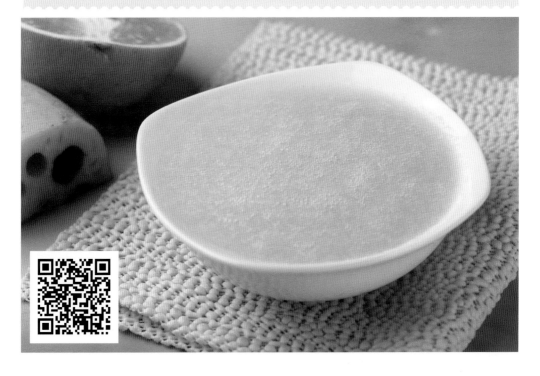

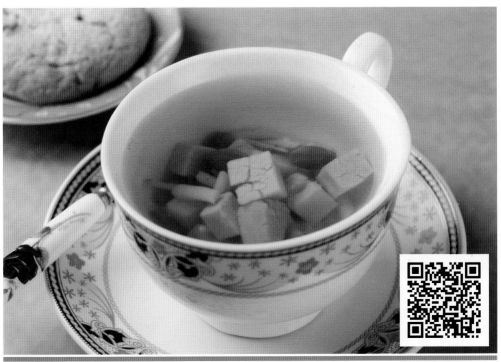

特别推荐 党参茯苓枸杞茶

| 材料 |

党参15克，茯苓20克，枸杞8克

| 做法 |

①砂锅中注入适量清水烧开。

②倒入备好的党参、茯苓、枸杞。

③盖上盖，用小火煮约20分钟至药材析出有效成分。

④关火后揭盖，盛出煮好的药茶，装入碗中即可。

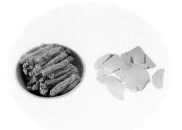

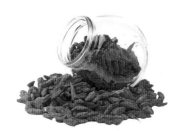

营养分析

党参、茯苓与枸杞搭配，具有健脾、补气、增强人体免疫力、调节胃肠运动的功效，尤其适合体虚便溏的"虚胖"型女性。

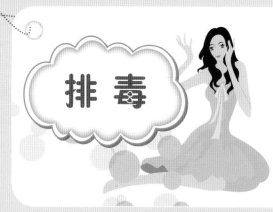

●《本草纲目》中记载红豆、菠萝、木瓜、梨都是不错的排毒食物。宿便积留在身体内部，皆因肠道蠕动不够，因此宜多吃富含纤维的食物，如糙米及大部分的蔬菜水果，都有助于减少宿便，排出毒素。除了选对食物及坚持好的饮食习惯，最重要的是分清体质，弄清便秘症状，对症饮食。

花草茶排毒简单有效

柠檬薰衣草茶：薰衣草是提神醒脑常用的花草，其挥发油成分能稳定中枢神经，具有解毒散热、消除紧张和压力、使身心松弛、清新体气、芳香口齿、助眠等功效。

茉莉绿茶：茉莉花芳香怡人，所含的花油、醇类，不但可以舒肝解郁、调节体气，还能活血解毒、调节内分泌。

玫瑰花茶：玫瑰花具有美容养颜、促进血液循环、活血美肌、暖胃养肝、预防便秘、降火气、收敛、调经等功效，对内分泌失调及腰酸背痛的女性很有帮助。

菊花决明子茶：决明子具有清肝益肾、祛风、润肠、通便、解毒之功效，可用于治疗目赤多泪、头风头痛、大便燥结等症。菊花具有疏风、清热明目、解毒之功效，可用于治疗头痛、眩晕、高血压、肿毒等症。

水果排毒功效大

 ▶**樱桃**：樱桃营养丰富，具有调中益气、健脾、祛风除湿等功效，为人体去除毒素及不洁体液。

 ▶**桑葚**：桑葚营养丰富，是滋阴养血、补肝益肾的佳果，也有助于排出体内毒素。

 ▶**葡萄**：葡萄能滋肝肾、生津液、强筋骨，有补益气血、通利小便、帮助排除体内毒素的作用。

 ▶**菠萝**：菠萝能健脾和胃、消肿祛湿、消食解毒，可排除肠内秽物，消除便秘，恢复正常的新陈代谢。

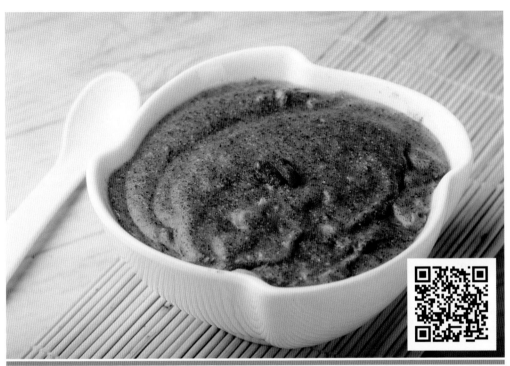

桑葚黑芝麻糊

| 材料 |

桑葚干7克，水发大米100克，黑芝麻40克

| 调料 |

白糖20克

| 做法 |

①将黑芝麻倒入榨汁机磨杯中。

②通电后选择"干磨"功能，将黑芝麻磨成粉。

③选择搅拌刀座组合，将大米、桑葚干倒入量杯中。

④加入适量清水。

⑤选择"榨汁"功能，榨成汁。

⑥倒入黑芝麻粉继续搅拌均匀。

⑦将混合好的米浆倒入砂锅中，拌匀。

⑧加入适量白糖，搅拌均匀。

⑨继续搅拌一会儿，煮成糊状。

⑩关火后将煮好的芝麻糊盛出，装入碗中即可。

营养分析

　　桑葚是滋阴养血、补肝益肾的佳果，可帮助排出体内毒素；芝麻含有蛋白质、糖类、维生素A、维生素E、卵磷脂、钙、铁、钾等营养成分，可以有效地排除体内多余的钠盐。

樱桃果冻

| 材料 |

樱桃50克，水发琼脂500克，甜菊糖6克

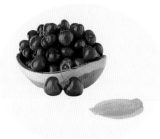

| 做法 |

①将樱桃对半切开，切碎，备用。

②砂锅中注入适量清水烧开，放入甜菊糖。

③倒入琼脂，搅拌匀，煮至溶化。

④放入切好的樱桃，拌匀，略煮片刻。

⑤把煮好的樱桃琼脂汁盛出，装入碗中。

⑥放入冰箱冷冻2小时，至完全凝固。

⑦将制成的樱桃果冻取出，装入盘中即可。

营养分析

　　樱桃营养丰富，具有调中益气、健脾和胃、祛风除湿等功效，经常食用樱桃可防治缺铁性贫血，而且樱桃是且前被公认为具有为人体去除毒素及不洁体液功效的水果，同时对肾脏的排毒具有相当的功效。

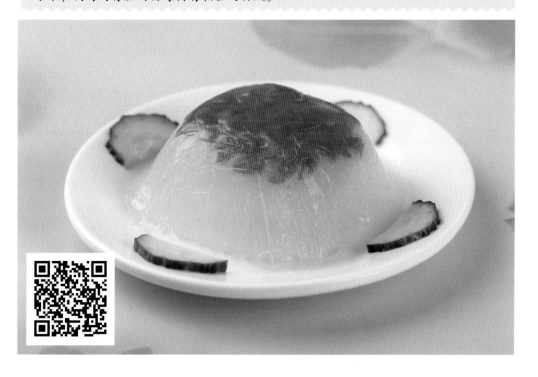

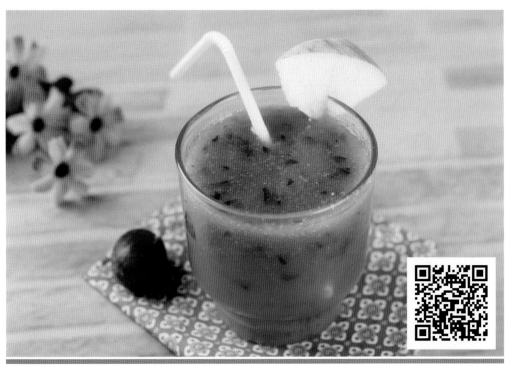

 特别推荐

葡萄苹果汁

| 材料 |

葡萄100克，苹果100克，柠檬70克，蜂蜜20克

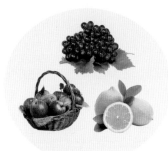

| 做法 |

①将洗好的苹果切瓣，去核，再切成小块。

②取榨汁机，选搅拌刀座组合，倒入切好的苹果。

③倒入洗净的葡萄。

④倒入适量矿泉水，选择"榨汁"功能。

⑤榨取葡萄苹果汁。

⑥揭盖，倒入适量蜂蜜，再加上盖，选择"榨汁"功能，继续搅拌一会儿。

⑦把榨好的果汁倒入杯中，挤几滴柠檬汁即可。

营养分析

　　苹果还含有较多的纤维素，可以促进肠道蠕动，有助于排出毒素；葡萄能滋肝肾、生津液、强筋骨，有补益气血、通利小便，帮助排除体内毒素的作用。

草莓豆浆

| 材料 |

水发黄豆60克，草莓50克

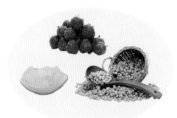

| 调料 |

冰糖适量

| 做法 |

①将已浸泡8小时的黄豆加适量清水，搓洗干净。

②将洗好的黄豆倒入滤网，沥干水分，备用。

③在豆浆机中加入冰糖，放入洗净的黄豆、草莓。

④注入适量清水，至水位线即可。

⑤盖上豆浆机机头，选择"五谷"程序，再选择"开始"键，开始打浆。

⑥待豆浆机运转约15分钟，即成豆浆。

⑦将豆浆机断电，取下机头，把煮好的豆浆倒入滤网，用手轻抖，滤取豆浆。

⑧将豆浆倒入碗中，用汤匙捞去浮沫，放凉饮用。

营养分析

　　草莓含有维生素A、维生素C、维生素E、氨基酸、钙、镁、磷、铁等营养成分，能清洁胃肠道，照顾肝脏。豆浆中富含优质蛋白质，膳食纤维含量高，而热量较低，作为早餐或加餐都有助于通便排毒。

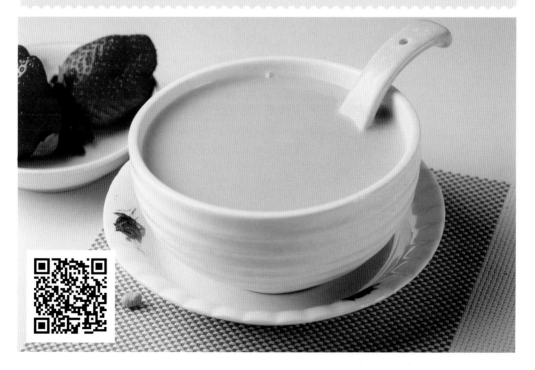

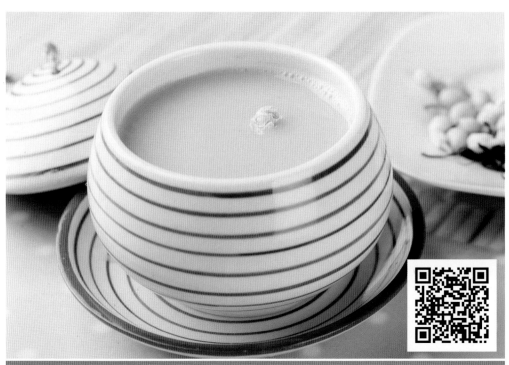

特别推荐 茉莉绿茶豆浆

| 材料 |

水发黄豆60克，茉莉花15克，绿茶叶8克

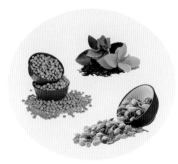

| 做法 |

①将已浸泡8小时的黄豆倒入碗中。

②加入适量清水，搓洗干净。

③将洗好的黄豆倒入滤网，沥干水分。

④把绿茶叶、茉莉花、黄豆倒入豆浆机中。

⑤注入适量清水，至水位线即可。

⑥盖上豆浆机机头，选择"五谷"程序，再选择"开始"键，开始打浆。

⑦待豆浆机运转约15分钟，即成豆浆。

⑧将豆浆机断电，取下机头，把煮好的豆浆倒入滤网，用汤匙搅拌，滤取豆浆，倒入碗中即成。

营养分析

茉莉花有理气、解郁、消炎解毒的功效，能够舒缓情绪。绿茶中的维生素C、维生素E，有助于防止毒素侵袭肌肤细胞并有效杀菌排毒。将茉莉花、绿茶与黄豆搭配做成豆浆，能帮助女性排毒塑身。

姜丝绿茶

| 材料 |

姜丝15克，绿茶叶8克

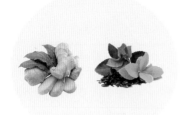

| 做法 |

①取一个干净的茶壶，把绿茶叶装入茶壶中。

②放入备好的姜丝。

③倒入适量开水，至八九分满。

④盖上盖，闷5分钟，至茶水散出清香味。

⑤揭盖，把茶水倒入茶杯中，趁热饮用即可。

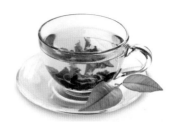

营养分析

　　绿茶中的咖啡碱可刺激肾脏，促进尿液迅速排出体外，提高肾脏的滤出率，减少有害物质在肾脏中滞留时间，有利于排毒。

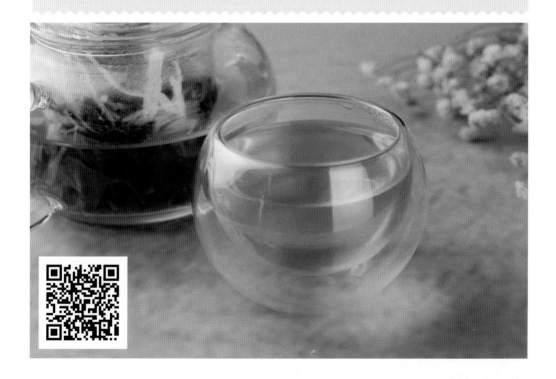

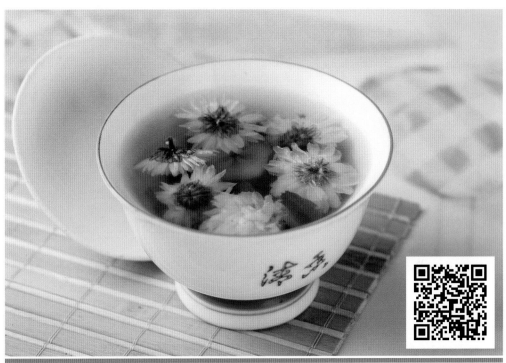

 特别推荐

菊花山楂绿茶

| 材料 |

山楂25克，绿茶叶5克，菊花4克

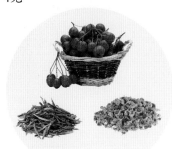

| 做法 |

①砂锅中注入适量清水烧开，倒入洗净的山楂。

②盖上盖，用小火煮约5分钟，至其析出有效成分。

③揭盖，转中火续煮一会儿，保温待用。

④取一个干净的茶杯，放入备好的绿茶叶、菊花。

⑤盛入锅中的少许开水，清洗一遍，去除杂质。

⑥倒出杯中水，再次盛入锅中的开水至八九分满。

⑦盖上杯盖，泡约3分钟，至茶汁散出花香味。

⑧揭盖，趁热饮用即可。

营养分析

菊花有平肝明目、散风清热、消咳止痛、清热解毒的功效，用于治疗头痛眩晕、目赤肿痛、风热感冒等病症；绿茶中的咖啡碱可刺激肾脏，促进尿液迅速排出体外，提高肾脏的滤出率，减少有害物质在肾脏中滞留时间，有利于排毒。

金菊玫瑰花茶

| 材料 |

金银花5克，玫瑰花4克，菊花3克

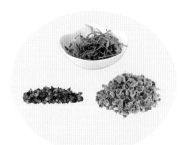

| 做法 |

①取备好的茶杯，放入金银花、玫瑰花、菊花。

②注入少许开水，冲洗一遍。

③去除杂质，倒入杯中的热水，待用。

④杯中再次注入开水，至八九分满。

⑤盖好盖，泡约5分钟，至散出清香味。

⑥另取干净茶杯，倒入泡好的花茶，趁热饮用即可。

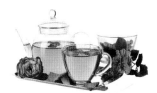

营养分析

　　金银花含有绿原酸、木犀草素苷、肌醇及皂苷、鞣质等成分，是清热解毒的佳品；玫瑰花具有美容养颜、促进血液循环、活血美肌、暖胃养肝、预防便秘、降火气、收敛、调经的功效，可活化细胞，有助于排毒。

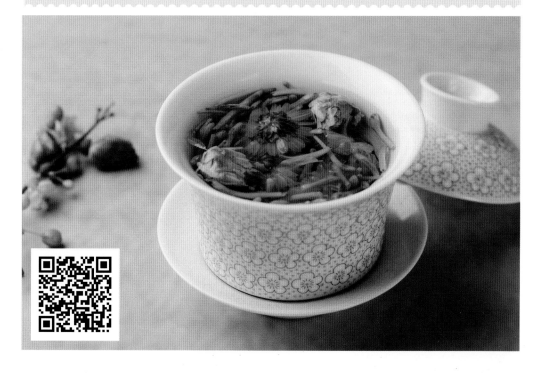

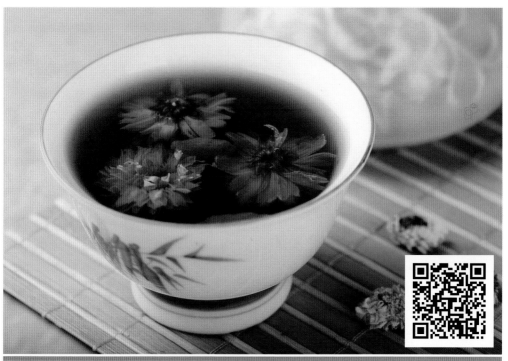

特别推荐

决明子枸杞茶

| 材料 |

生地黄15克，决明子10克，
枸杞8克，菊花4克

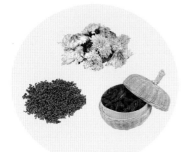

| 做法 |

①砂锅注入清水烧开，放入洗净的生地黄、决明子。
②盖上盖，用小火煮约20分钟，至其析出有效成分。
③揭盖，撒上洗好的枸杞、菊花，快速搅拌匀。
④再转中火续煮约1分钟，至茶水散出花香味。
⑤关火后盛出煮好的枸杞茶，趁热饮用即可。

营养分析

　　生地黄是一味良好的滋补佳品，有凉血补血、益精填髓等功效；决明子具有清肝益肾、祛风、润肠、通便之功效，可用于治疗目赤多泪、清热解毒、头风头痛、大便燥结等症二者同用具有良好的排毒功效。

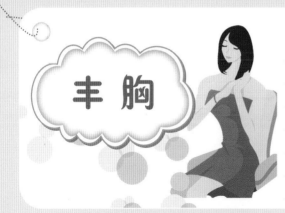

丰 胸

● 食补丰胸是安全有效的方法，《本草纲目》中就记载了很多具有丰胸效果的中草药材。如葛根可"止渴、排毒、利大小便、丰胸、解酒、去烦恶"；木瓜、燕窝、橙子、葡萄、核桃等都是极好的丰胸食材。不同年龄的人身体条件不同，只有选择合适的食疗法，才能让丰胸变得更有效。

青春期女性丰胸饮食注意

为了促进青春期的乳房发育，避免乳房因营养不良而出现萎缩现象，这个年龄阶段的女性应多吃些促进体内激素分泌及富含维生素E的食物，如花菜、包菜、菜籽油、豆类、葵花子油、猪肝、牛乳、牛肉等，另外，鳄梨中丰富的不饱和脂肪酸及维生素A、维生素E、维生素C等能促进乳房发育、防止乳房变形。

产后女性丰胸饮食注意

舒舒软软的胸部问题是因雌性激素减少而引起的。女性怀孕时，随着体内激素的变化，胸部会因乳腺组织与脂肪的增长而急剧增大，待生产完成后，体内的激素减少，乳房也会随着乳腺组织与脂肪的减少而变小，甚至出现下垂。同时，因为哺育宝宝，也会让新妈咪们体重减轻，造成脂肪流失，乳房缩水。再者，气血的亏损、营养补充的不及时，也会造成乳房的萎缩，让乳房变小。建议产后女性平时多吃富含蛋白质与刺激身体雌性激素分泌的食物，如鱼、瘦肉、核桃仁、芝麻、大豆、葛根等具有丰胸效果的食物，另外，青木瓜、鳄梨等具有通乳功效的食物对胸部也能起到很好的收缩作用。

更年期女性丰胸饮食注意

多吃燕窝、百合这些补气养血的食物，让气血丰盈，让身体得到调理。多尝试进食木瓜、葛根这些具有丰胸效果的食物。木瓜与葛根不仅具有强大的丰胸功效，还是各年龄阶段都适合食用的丰胸食物。出现乳房大小不均匀的更年期女性，要注意调整自己的睡姿；有乳房下垂问题的女性，应该常常使用具有丰胸效果的精油来给乳房按摩。

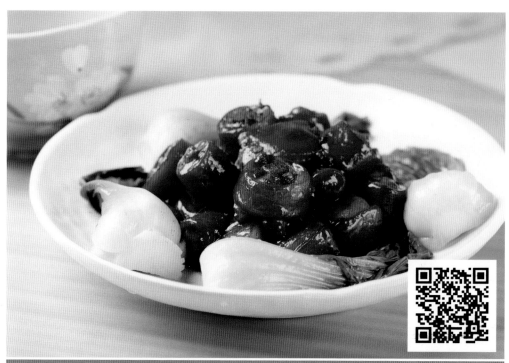

红烧猪尾

| 材料 |

猪尾350克，上海青80克，红曲米、八角、姜片、蒜末、葱段各少许

| 调料 |

盐2克，鸡粉2克，南乳10克，老抽3毫升，白糖10克，食用油适量

| 做法 |

① 洗净的猪尾斩成小段。

② 锅中水烧开，倒入料酒、猪尾拌匀，汆血水捞出。

③ 水烧开，淋食用油，将上海青焯烫半分钟，捞出。

④ 炒锅注油烧热，放入白糖炒匀，倒入猪尾翻炒。

⑤ 改大火，加入南乳，快速炒匀。

⑥ 放入红曲米、八角、姜末、蒜末、葱段，爆香。

⑦ 淋入料酒，炒匀提味，加入盐、鸡粉，炒匀调味。

⑧ 倒入清水、老抽，炒匀上色，用小火焖30分钟。

⑨ 用大火收汁，倒入水淀粉，快速翻炒均匀。

⑩ 关火后盛出，倒扣在盘上，盘边摆上海青即可。

营养分析

　　猪尾含有较多的胶原蛋白，这是皮肤组织所需的营养成分，有丰胸的效果，还可以改善痘疮所遗留下的疤痕。此外，它还具有补腰力、益骨髓的功效，可改善腰酸背痛，预防骨质疏松。

葛根猪骨汤

|材料|

排骨段400克，玉米块170克，葛根150克

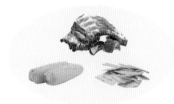

|调料|

盐少许

|做法|

①将洗净去皮的葛根切小块，备用。

②锅中注入适量清水烧开。

③倒入洗净的排骨段，用大火煮约半分钟。

④氽去血渍，捞出排骨段，沥干水分，待用。

⑤砂锅中注水烧开。倒入氽过水的排骨段，放入玉米块、葛根块，搅匀。

⑥煮沸后转小火煮约30分钟，至食材熟透。加入少许盐，搅拌匀。续煮片刻，至汤汁入味。

⑦关火后盛出煮好的猪骨汤，装入汤碗中即成。

营养分析

　　葛根中所含异黄酮具有滋润皮肤、恢复皮肤弹性的作用，还可以减缓骨骼组织细胞的老化，有助于钙质的吸收，减少骨钙丢失，防治骨质疏松，此外其还含有异黄酮，可促使胸部发育增大。

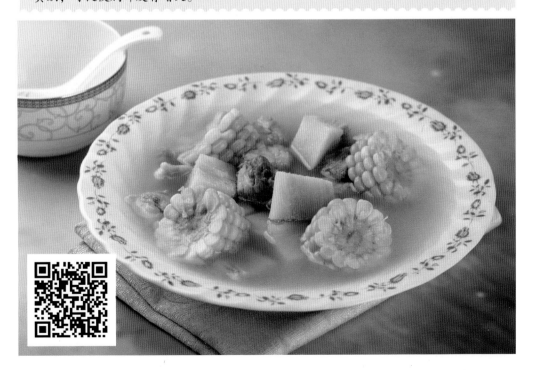

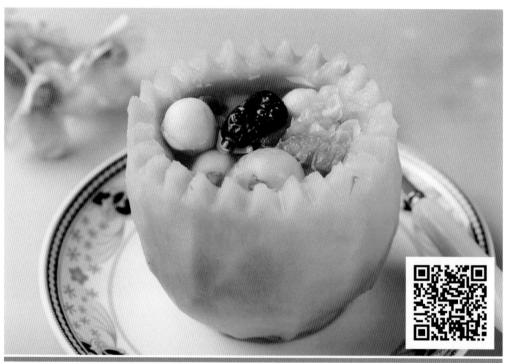

桂圆红枣木瓜盅

| 材料 |

木瓜500克，莲子30克，桂圆肉25克，水发银耳40克，枸杞、红枣各少许

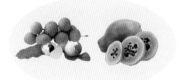

| 调料 |

蜂蜜10克，食粉少许

| 做法 |

① 将洗净的木瓜切去尾部，修平整，从中间切断。

② 取其中的一半，沿木瓜的边缘雕成锯齿状，去除表皮，去除部分果肉，制成木瓜盅。

③ 锅中注入适量清水烧开，放入少许食粉，倒入洗好的银耳、莲子，煮约1分钟。捞出沥干备用。

④ 锅中注水烧开，放入洗好的红枣、枸杞、桂圆肉。

⑤ 再放入银耳、莲子，拌匀中火煮约5分钟。

⑥ 揭开盖，加入适量蜂蜜，拌匀，略煮片刻。

⑦ 锅中材料装入木瓜盅，放入蒸锅中火蒸10分钟至食材熟透，取出即成。

营养分析

　　木瓜可活血通气，能快速疏通乳腺，增强乳房气血运行，并增强乳房对脂肪的吸收和积累能力，银耳富含银耳多糖，搭配食用可以促进人体新陈代谢，有助于丰胸。

木瓜银耳炖鹌鹑蛋

| 材料 |

木瓜200克，水发银耳100克，鹌鹑蛋90克，红枣20克，枸杞10克，白糖40克

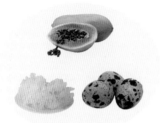

| 做法 |

①洗净去皮的木瓜切成条，再切小块。

②洗好的银耳切成小块，备用。

③锅中注水烧开，放入红枣、木瓜、银耳，搅匀。

④盖上盖，用小火炖20分钟，至食材熟软。

⑤揭开盖，放入鹌鹑蛋、冰糖，煮至冰糖溶化。

⑥加入洗净的枸杞，再略煮片刻。

⑦继续搅拌，使其更入味。

⑧关火后盛出煮好的食材，装入碗中即可。

营养分析

　　木瓜可以增强乳腺的气血运行，达到丰胸的效果；银耳富含胶质，能促进粘多糖形成，不但可以起到丰胸的效果，还能使骨骼强壮、肌肉紧实，与木瓜一同使食用，丰胸效果更佳。

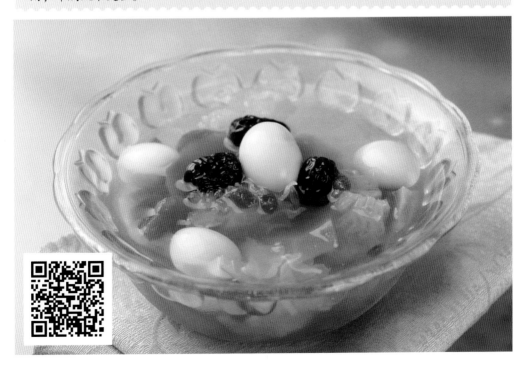

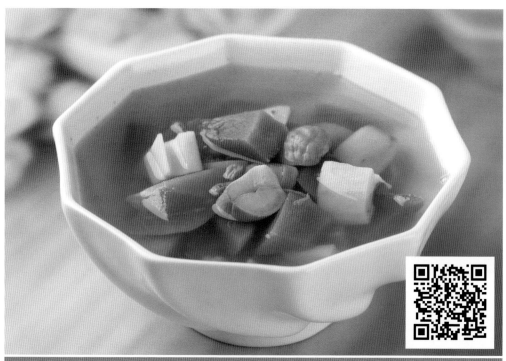

 特别推荐

木瓜莲藕甜汤

| 材料 |

木瓜150克，莲藕100克，板栗100克，葡萄干20克，冰糖40克

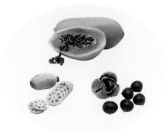

| 做法 |

①洗净去皮的莲藕切成厚块，再切成条，改切成丁。

②去皮洗好的板栗切成小块。

③洗净去皮的木瓜切成块，再切成丁，备用。

④砂锅中注入适量清水烧开，倒入切好的板栗、莲藕，放入洗好的葡萄干。

⑤用小火煮20分钟，至食材熟软。

⑥放入备好的木瓜，搅拌匀。

⑦再倒入冰糖，搅拌均匀。

⑧小火续煮10分钟，至食材熟透，搅拌均匀。

⑨关火后将煮好的甜汤盛出，装入碗中即可。

营养分析

　　木瓜可以为乳房活化气血、积累脂肪，达到丰胸的效果；板栗含有蛋白质、糖类、不饱和脂肪酸、维生素、钙、磷、铁、钾等营养物质，可以为身体补充营养，有助于丰胸。

凉拌木瓜

| 材料 |

木瓜300克，柠檬汁250毫升，花生末20克，蒜末少许

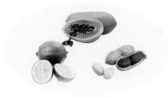

| 调料 |

盐2克，白糖3克

| 做法 |

① 洗好去皮的木瓜切成块，再切成片，备用。

② 锅中注入适量清水烧开，放入适量盐，倒入木瓜，搅拌匀，煮1分钟。

③ 将煮好的木瓜捞出，沥干水分。

④ 把木瓜装入碗中，倒入蒜末。

⑤ 放入适量盐、白糖，加入柠檬汁。

⑥ 搅拌片刻，使其入味。

⑦ 盛出拌好的食材，装入盘中，撒上花生末即可。

营养分析

　　木瓜富含胶质及木瓜蛋白酶，是著名的"丰胸食物"。此外，木瓜还含有大量β胡萝卜素及维生素C，含有番木瓜碱、木瓜蛋白酶及多种维生素、矿物质，能消除体内过氧化物等毒素，净化血液，健肤美容。

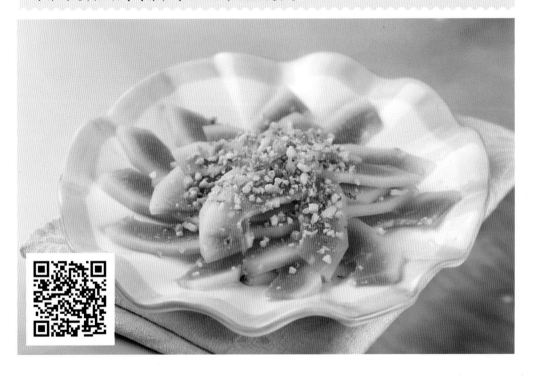

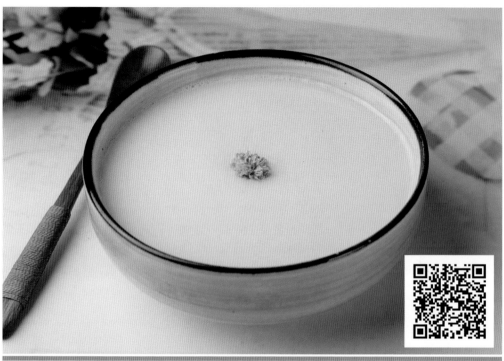

黄豆红枣糯米豆浆

| 材料 |

黄豆50克，糯米20克，红枣
20克

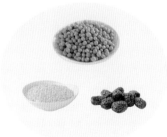

| 做法 |

① 将已浸泡8小时的黄豆和糯米倒入碗中。

② 加入适量清水，用手将黄豆和糯米搓洗干净。

③ 把洗好的黄豆、糯米倒入滤网，滤去水分。

④ 倒入豆浆机中，再加入洗净的红枣。

⑤ 注入适量清水，盖上豆浆机机头，选择"五谷"程序，再选择"开始"键，打15分钟即成豆浆。

⑥ 断电后取下机头，将豆浆倒入滤网，滤取豆浆。

⑦ 将滤好的豆浆倒入碗中，用汤匙捞去浮沫。

⑧ 待稍微放凉后即可饮用。

营养分析

红枣与糯米、黄豆一起打成豆浆，具有养血安神、健脾养胃、疏肝解郁、缓解疲劳、养颜丰胸等功效。

黄豆芽炒猪皮

| 材料 |

猪皮200克，红椒30克，黄豆芽90克，姜片、蒜末各少许

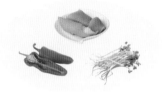

| 调料 |

盐2克，鸡粉2克，料酒、老抽、水淀粉、食用油各适量

| 做法 |

①洗净的猪皮放入沸水锅中，小火煮10分钟。

②捞出猪皮放凉，切去多余的肥肉，切成条备用。

③洗净的红椒对半切开，去籽，切成条。

④把切好的猪皮装入盘中，淋入老抽，搅拌均匀。

⑤锅中注油烧至五成热，倒入猪皮炸香，捞出沥干。

⑥锅底留油，爆香姜片、蒜末，放入红椒、黄豆芽翻炒片刻。

⑦加料酒、猪皮翻炒匀，加适量盐、鸡粉，炒匀。

⑧倒入适量水淀粉，翻炒均匀，装入盘中即可。

营养分析

　　猪皮中含有丰富的脂肪、胶原蛋白和多种维生素，女性经常适量吃些猪皮，有助于维持皮肤弹性、润肤、丰胸。

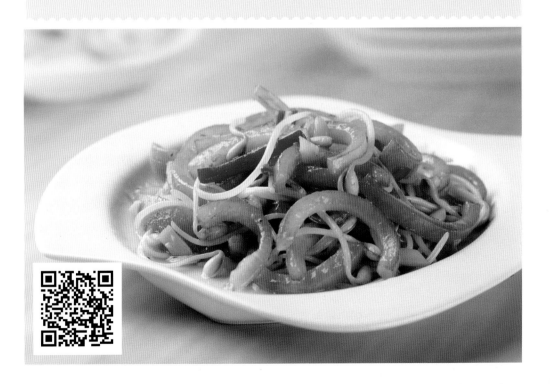

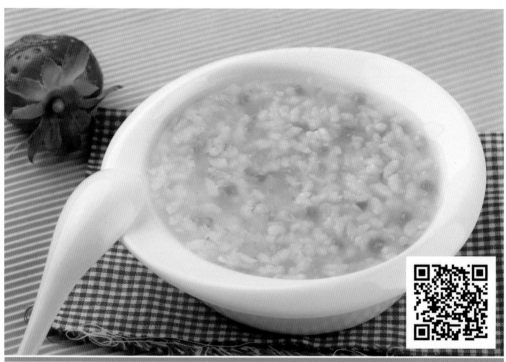

 鲜虾蔬菜稀饭

| 材料 |

虾仁40克，胡萝卜50克，洋葱30克，秀珍菇40克，软饭120克

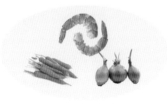

| 调料 |

盐少许

| 做法 |

①将洗净的洋葱切成丝，改切成粒。洗好的秀珍菇切成丝，改切成粒。

③洗净的胡萝卜切片，再切成丝，改切成粒。

④虾仁由背部切开，去除虾线，切成丁，备用。

⑤汤锅中注入适量清水烧开，倒入软饭，拌匀。

⑥放入备好的胡萝卜。再放秀珍菇，搅拌一会。

⑦转小火煮20分钟至熟软。

⑧揭开锅盖，放入洋葱末，加入虾仁，搅匀煮沸。

⑨加入少许盐，拌匀调味。

⑩把煮好的稀饭盛入碗中即可。

营养分析

　　虾仁含有丰富的钙、锌等营养元素，对丰胸有一定的效果。洋葱中含糖、蛋白质及各种无机盐、维生素等营养成分，可增强人体的新陈代谢，同时对丰胸也是很有功效的。

红薯莲子粥

| 材料 |

红薯80克，水发莲子70克，
水发大米160克

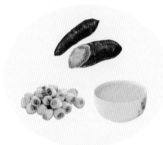

| 做法 |

①将泡好的莲子去除莲子心。

②洗好去皮的红薯切片，再切条，改切成丁。

③砂锅中注水，用大火烧开，放入去心的莲子。

④倒入泡好的大米，搅匀。

⑤烧开后用小火煮约30分钟，至食材熟软。

⑥揭盖，放入红薯丁，搅拌匀。

⑦盖上盖，用小火煮15分钟，至食材熟烂。

⑧揭盖，将锅中食材搅拌均匀。

⑨将煮好的粥盛出，装入碗中即成。

营养分析

　　莲子能够温阳滋补、去心火、健脾补胃、滋补元气，帮助缓解心情，改善身体健康状态，从根本上起到丰胸作用。红薯含有黏液蛋白，能使细胞机能活化，促进新陈代谢。两者同食，对丰胸有一定的功效。

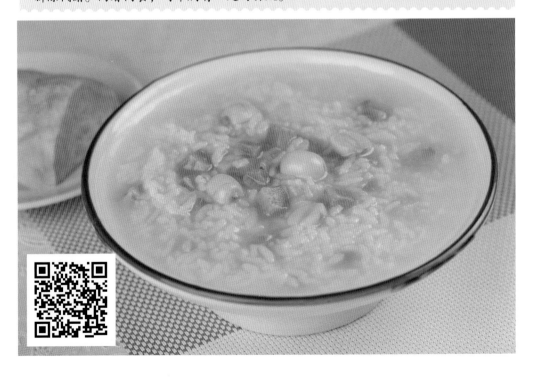

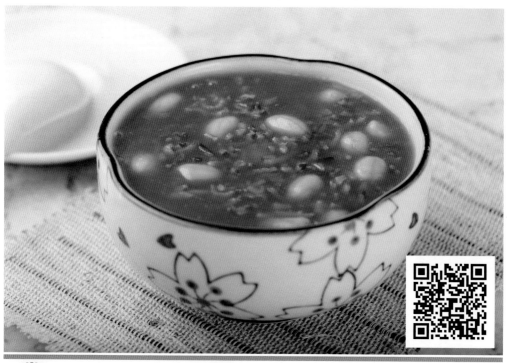

特别推荐

花生红米粥

| **材料** |
水发花生米100克，水发红米200克

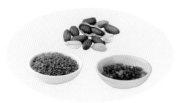

| **调料** |
冰糖20克

| **做法** |

① 砂锅中注入适量清水烧开。

② 放入洗净的红米，轻轻搅拌一会儿。

③ 再倒入洗好的花生米，搅拌匀。

④ 盖上盖，煮沸后用小火煮约60分钟，至米粒熟透。

⑤ 揭盖，放入备好的冰糖，搅拌匀。

⑥ 转中火续煮片刻，至冰糖完全溶化。

⑦ 关火后盛出煮好的红米粥。

⑧ 装入汤碗中，待稍微冷却后即可食用。

营养分析

　　花生果实中的脂肪油和蛋白质，有滋补气血、养血通乳的作用；红米有补血、健脾消食、活血化瘀的功效。三者同食有一定的丰胸作用。

莲子花生豆浆

| 材料 |

水发莲子80克，水发花生75克，水发黄豆120克

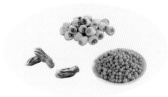

| 调料 |

白糖20克

| 做法 |

①取榨汁机，选择搅拌刀座组合，倒入泡发洗净的黄豆，加入适量矿泉水。

②通电后选择"榨汁"功能，榨取黄豆汁。

③把榨好的黄豆汁盛出，滤入碗中，待用。

④再把洗好的花生、莲子装入搅拌杯中，加入适量矿泉水，再次选择"榨汁"功能，榨成汁。

⑤把榨好的莲子花生汁倒入碗中，待用。

⑥将榨好的汁倒入砂锅中煮至沸，放入适量白糖搅拌匀，煮至白糖溶化。

⑦关火后将煮好的豆浆盛出，装入碗中即可。

营养分析

　　花生和莲子都具有健脾养胃、补气养血的作用，气血通畅则可通乳。二者同食能够补血壮体，帮助肠部发育。黄豆含有"植物雌激素"异黄酮类，能提高雌激素水平，保持乳房美感。

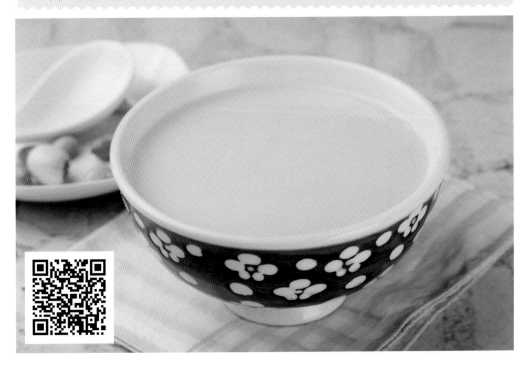

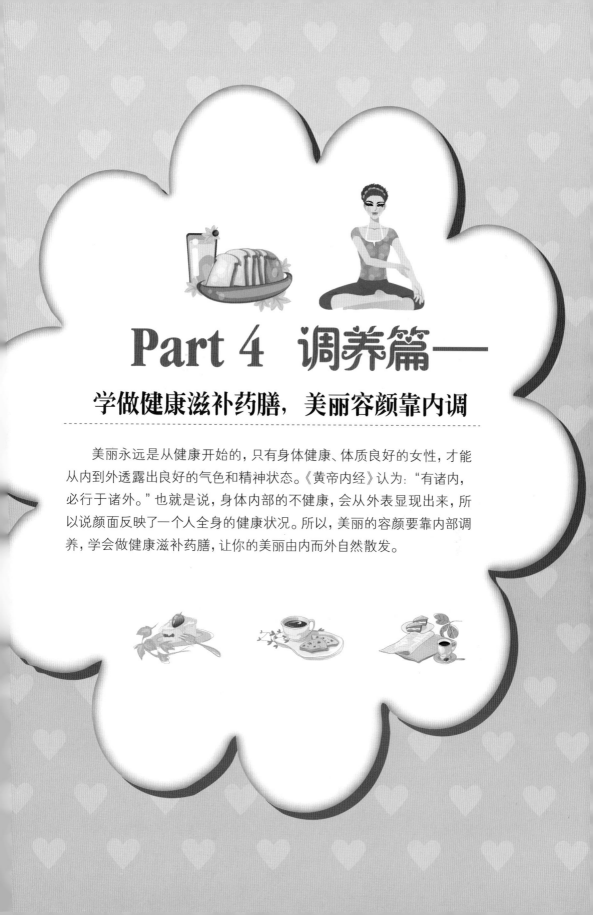

Part 4 调养篇——

学做健康滋补药膳，美丽容颜靠内调

美丽永远是从健康开始的，只有身体健康、体质良好的女性，才能从内到外透露出良好的气色和精神状态。《黄帝内经》认为："有诸内，必行于诸外。"也就是说，身体内部的不健康，会从外表显现出来，所以说颜面反映了一个人全身的健康状况。所以，美丽的容颜要靠内部调养，学会做健康滋补药膳，让你的美丽由内而外自然散发。

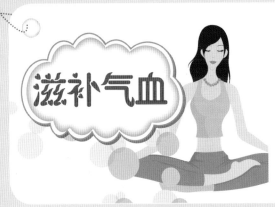

● 中医认为，气与血各不相同，又相互依存。一个健康的女人，只有保持气血充足，才能拥有姣好的容颜。因为气血盛则脸色红润，气血衰则脸色苍白，女人要想拥有白里透红的脸庞，就得补气血。此外，月经病也会让女人血气亏损、面色暗沉无血色，因此，女性在补气血时，还需对症下药。

食养

所谓"药补不如食补"，女人补血养血最根本的方法还是食养，蛋白质、微量元素（如铁元素）、叶酸、维生素B_1都是"造血原料"，含有这类元素的食材也应多吃，如豆制品、动物肝脏、鱼、虾、鸡肉、蛋类、红枣、红糖、黑木耳、桑葚、花生、黑芝麻、核桃仁等。

药养

即食用具有养血、补血、活血功效的药材所做的药膳，常用的补养气血的药材有黄芪、人参、党参、当归、白芍、熟地黄、丹参、首乌、枸杞、阿胶、红枣、桂圆等。常用的补养气血的方剂有四物汤、人参归脾汤、十全大补汤等。

神养

中医认为，若情志不畅、肝气郁结，则使血液耗损。所以，女性保养气血宜心平气和，不宜伤心动怒、悲观忧郁。维持平和的心态、愉悦的心情、开朗的态度，不仅能让人的免疫能力得到提高，有利于人的身心健康，还能促进体内骨骼里的骨髓造血功能旺盛起来，让人看上去面色红润，皮肤白里透红。

睡养

所谓睡养，便是要求人生活规律、起居有时、劳逸结合、娱乐有度、性生活有节，使睡眠充足、规律、有度，睡养对女性的经血顺畅以及抗老防衰都有很大的帮助。

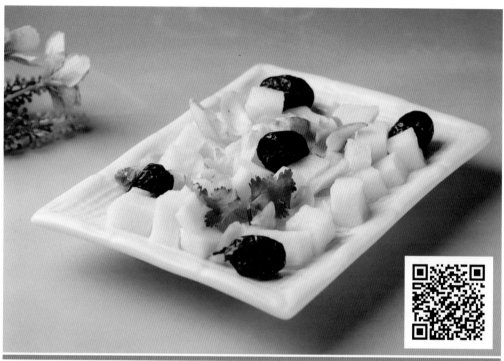

 蜜汁红枣山药百合

| 材料 |

红枣20克，干百合15克，山药150克

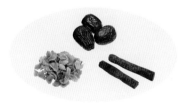

| 调料 |

蜂蜜15克

| 做法 |

①将洗净去皮的山药切块，再切条，改切成丁。

②把红枣、百合、山药装入碗中，加入蜂蜜，拌匀。

③把处理好的材料装入盘中。

④将装有材料的盘子放入烧开的蒸锅中。

⑤盖上盖，用中火蒸15分钟至食材熟透。

⑥揭盖，取出蒸好的食材即可。

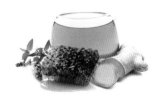

营养分析

红枣有补虚益气、养血安神、健脾和胃的功效；山药含有多种维生素、氨基酸和矿物质，具有增强免疫力、益心安神、宁咳定喘、延缓衰老等保健作用；百合有润肺止咳、美容养颜、宁心安神的功效。此品有助于滋补气血，调理虚弱。

人参银耳汤

| 材料 |

水发银耳100克，冬笋150克，上海青70克，人参片6克

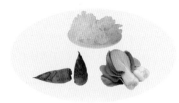

| 调料 |

冰糖25克

| 做法 |

①将洗净的上海青对半切开，再切成瓣。

②洗好的银耳切小块。

③洗净去皮的冬笋切片，备用。

④砂锅中注水烧开，放入银耳、冬笋、人参片。

⑤盖上盖，用小火煮20分钟至熟。

⑥揭开盖，加入适量冰糖，再倒入切好的上海青。

⑦搅拌匀，煮1分钟至冰糖溶化。

⑧关火后把煮好的汤料盛出，装入碗中即可。

营养分析

　　人参大补元气，可调理一切气血津液不足之症；银耳含有膳食纤维、维生素D、多糖类、天然植物性胶质、硒等营养成分，可有增强免疫力；上海青、冬笋可补充维生素、膳食纤维，促进代谢废物和毒素的排出。此品对气血不足有很好的功效。

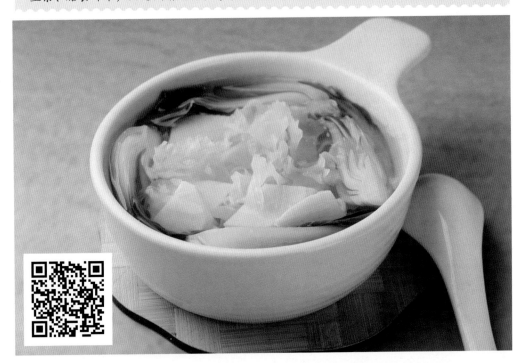

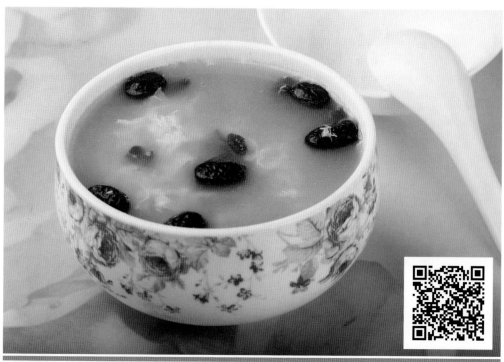

特别推荐

枸杞首乌鸡蛋大枣汤

| 材料 |

枸杞8克，红枣15克，首乌10克，鸡蛋2个

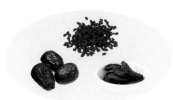

| 调料 |

盐2克，芝麻油2毫升

| 做法 |

①将鸡蛋打入碗中，打散调匀，备用。

②锅中注入适量清水烧开，放入洗净的首乌。

③盖上盖，用小火煮20分钟，至其析出有效成分。

④揭开盖子，将首乌捞出。

⑤加入洗好的红枣、枸杞。

⑥盖上盖，用小火再煮10分钟，至其熟软。

⑦揭盖，放入少许盐，拌匀调味。

⑧倒入蛋液，搅拌匀。

⑨淋入芝麻油，搅拌一会儿。

⑩关火后盛出煮好的汤料，装入汤碗中即可。

营养分析

　　红枣有补虚益气、养血安神、健脾和胃的功效；首乌含有大黄酚、大黄素、大黄酸、大黄素甲醚、脂肪油、糖类、卵磷脂等成分，具有补肝益肾、养血滋阴的功效，它还有较强的补养作用，能提高人体免疫功能，使气血充盈。

桂圆阿胶红枣粥

| 材料 |

水发大米180克，桂圆肉30克，红枣35克，阿胶15克

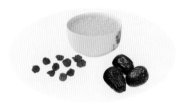

| 调料 |

白糖30克，白酒少许

| 做法 |

①砂锅中注入清水烧开，倒入洗净的大米，搅匀。

②加入备好的红枣、桂圆。

③盖上盖，用小火煮30分钟至其熟软。

④加入阿胶，倒入少许白酒，搅拌匀。

⑤盖上盖，用小火续煮10分钟。

⑥揭盖，加入白糖。

⑦搅拌匀，煮至溶化。

⑧关火后盛出煮好的粥，装入碗中即可。

营养分析

　　阿胶有滋阴润燥、益气固摄、养血止血等作用，女性常吃不仅能补血养血、美白养颜、抗衰老，还可减轻疲劳感、提高免疫力，尤其适合有气血亏虚、神倦无力等问题的女性。

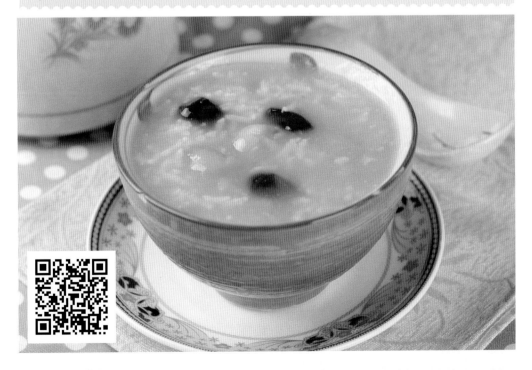

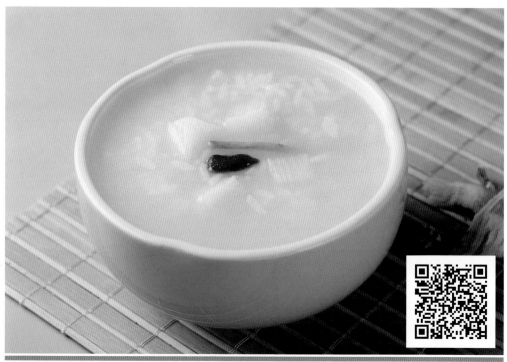

特别推荐

山药黄芪党参粥

| 材料 |

山药180克，水发大米150克，黄芪、党参各15克

| 调料 |

盐2克

| 做法 |

①将洗净的山药切成丁，备用。

②砂锅中注水烧开，放入备好的黄芪、党参。

③盖上盖，用小火煮约20分钟。

④揭盖，用漏勺捞出药材。

⑤放入洗好的大米，搅拌匀。

⑥再盖上盖，用小火煮约30分钟。

⑦揭开盖，放入山药丁，搅拌匀。

⑧盖上盖，煮约10分钟至食材熟透。

⑨揭盖，放入少许盐，拌匀调味。

⑩关火后盛出煮好的粥，装入碗中即可。

营养分析

山药含有丰富的营养，具有健脾胃、补气血、益肺、固肾等功效。黄芪、党参搭配有很好的健脾、益气功效，尤其适合脾虚、气虚造成腹泻、消化不良、疲乏无力、多汗等症的女性食用。

百合红枣桂圆汤

| 材料 |

鲜百合30克，红枣35克，桂圆肉30克

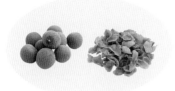

| 调料 |

冰糖20克

| 做法 |

①砂锅中注入适量清水烧开，倒入洗好的红枣、桂圆肉、百合。

②盖上盖，烧开后用小火煮20分钟至食材熟软。

③揭开盖，放入适量冰糖，搅拌拌匀，煮至溶化。

④关火后将煮好的汤料盛出，装入碗中即可。

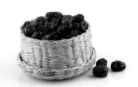

营养分析

红枣有健脾、补气、养血、安神等功效；百合可清热、滋阴、安神除烦；桂圆可补心脾、益气血、健脾胃、养肌肉。三者搭配做成甜汤，有很好的补气养血、美容养颜的作用。

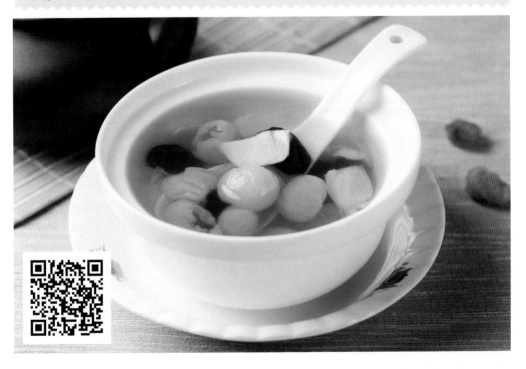

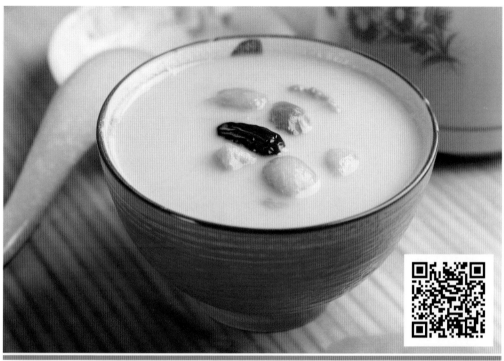

桂圆红枣奶茶

 特别推荐

| 材料 |
桂圆肉30克，红枣25克，牛奶100毫升

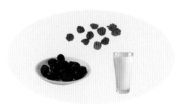

| 调料 |
红糖25克

| 做法 |
①砂锅中注入适量清水烧开。
②倒入洗好的桂圆肉、红枣。
③盖上盖，用小火煮约20分钟至食材熟透。
④揭盖，倒入适量牛奶，煮至沸。
⑤放入红糖，搅拌均匀。
⑥关火后盛出煮好的奶茶，装入碗中即可。

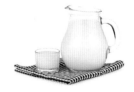

营养分析

　　桂圆、红枣与牛奶搭配，既能提供丰富的蛋白质、多种维生素和钙，又可补血、安神、助眠。有血虚失眠症状的女性可以适量常吃，有助于改善睡眠质量。

黄豆黄芪大米豆浆

| 材料 |

水发黄豆60克，黄芪8克，水发大米50克

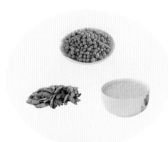

| 做法 |

①将发好的黄豆、大米加入适量清水搓洗干净。

②把洗好的材料倒入滤网，沥干水分。

③把黄豆、大米倒入豆浆机中，加入洗净的黄芪。

④注入适量清水，至水位线即可。

⑤盖上豆浆机机头，选择"五谷"程序，再选择"开始"键，开始打浆。

⑥待豆浆机运转约15分钟，即成豆浆。

⑦将豆浆机断电，取下机头，把煮好的豆浆倒入滤网，用汤匙搅拌，滤取豆浆。

⑧将豆浆倒入碗中，待稍微放凉后即可饮用。

营养分析

　　黄芪具有补气固表、改善免疫力的功效，与大米、黄豆搭配，能益气补虚，尤其适合体质较差，经常感冒的女性。

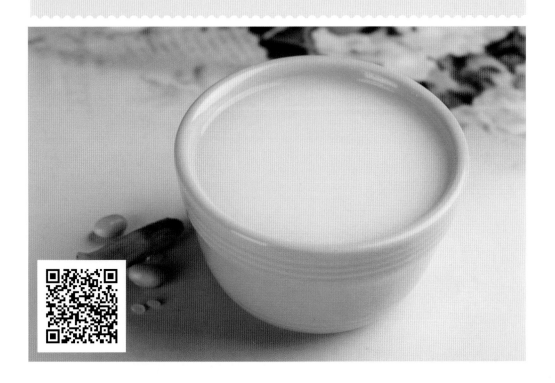

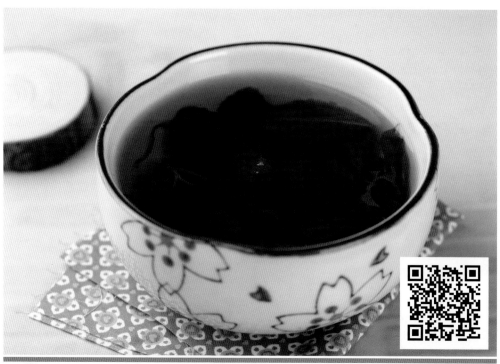

特别推荐

绞股蓝红枣茶

| 材料 |

绞股蓝7克，红枣20克

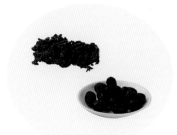

| 做法 |

①砂锅中注入适量清水烧开。

②倒入洗净的绞股蓝和、红枣，搅匀。

③盖上盖子，用小火炖煮15分钟。

④揭开盖子，持续搅拌片刻。

⑤关火后将煮好的药茶水盛出，装入碗中，待稍微放凉后即可饮用。

营养分析

　　红枣有补虚益气、养血安神、健脾和胃的功效；绞股蓝含有多种皂苷、氨基酸和人体所需的微量元素，具有明显的降血脂、调血压强壮、镇静及催眠等生理活性作用。此品适宜气血虚弱、神疲乏力、食欲不振、失眠健忘的女士服用。

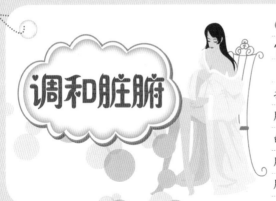

● "五脏六腑"是指人体内的主要器官。中医把人体内部的主要器官分"脏"和"腑"两个大类。"脏"是指实心有机构的器官，有心、肝、脾、肺、肾五个脏。"腑"是指空心的容器，有小肠、胆、胃、大肠、膀胱等五个腑，另外将人体的胸腔和腹腔合并起来是第六个腑，称为三焦。

养心

美容养颜需养心养血，处在经期、孕期、产前产后的女人更应该得到特别的呵护。想要补心，就要先补铁，要选择含铁丰富的食物，如小米、芹菜、黄豆、海带、黑木耳、香菇、猪瘦肉、牛肉、羊肉、猪肝、鸡肉、牛奶、鸡蛋等。

养肝

食用维生素含量丰富的各种蔬菜、水果以及鲜枣等对肝脏非常有益。葱、韭菜、姜、辣椒等辛辣调味料正常人吃多易上火，肝病患者吃了会加重病情。

养脾

山药、榛子、牛肉、狗肉、葡萄、红枣、茯苓、甘草、薏米、山楂等食物与中草药，具有醒脾、健脾的功效，可以有效地改善皮肤粗糙的状况。

养肺

养肺润肺的食养法则在于"养阴润燥"，总的一点，是要多吃鲜蔬、水果，因为水果和蔬菜中含有的大量的维生素和胡萝卜素，能滋补肺阴，增加肺的通气量。

养肾

山药是重要的上品之药，除了能补肺、健脾，还能益肾填精，肾虚的人应该常吃。板栗既可以补脾健胃，又有补肾壮腰之功效，对肾虚腰痛的人特别有益。枸杞可补肾养肝、壮筋骨、除腰痛，尤其适合中老年女性肾虚患者食用。

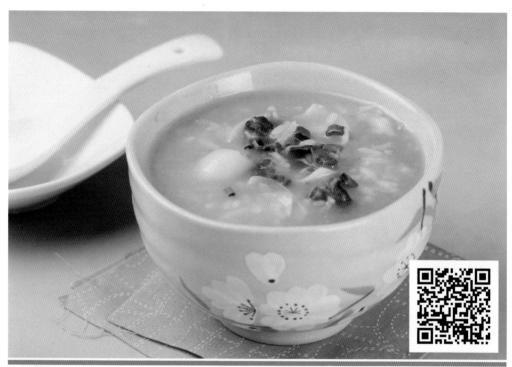

 特别推荐

百合猪心粥

| 材料 |

水发大米170克，猪心160克，鲜百合50克，姜丝、葱花各少许

| 调料 |

盐3克，鸡粉、胡椒粉各2克，料酒、生粉、芝麻油、食用油各适量

| 做法 |

①洗净的猪心切片。

②把猪心片装碗，撒上姜丝，加入少许盐、鸡粉。

③放入适量料酒、胡椒粉、生粉，拌匀上浆。

④再注入少许食用油，腌渍约10分钟，至其入味。

⑤锅中注水烧开，倒入洗净的大米，搅拌匀。

⑥煮沸后用小火煲煮约30分钟，至米粒变软。

⑦倒入百合，放入腌渍好的材料，拌煮至食材熟透。

⑧加入适量盐、鸡粉，淋入少许芝麻油，拌匀调味。

⑨再转中火续煮片刻，至粥入味。

⑩关火后盛出猪心粥，装入碗中，撒上葱花即成。

营养分析

　　百合具有养心安神、润肺止咳的功效；猪心有补虚、安神定惊、养心补血的功效；大米有健脾养胃、益精强志、和五脏、通血脉的功效。

太子参桂圆猪心汤

特别推荐

| 材料 |

猪心300克，桂圆肉35克，红枣25克，太子参12克，姜片少许

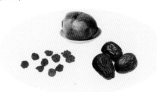

| 调料 |

盐3克，鸡粉少许，料酒6毫升

| 做法 |

①将洗净的猪心切片。

②锅中注入适量清水烧热，倒入猪心片。

③搅拌匀，用大火煮约半分钟，去除血渍。

④捞出氽煮好的猪心，沥干水分，待用。

⑤锅中注水烧开，倒入桂圆肉、太子参、红枣。

⑥撒上姜片，倒入猪心片，淋入料酒拌匀提味。

⑦煮沸后用小火煮约30分钟，至食材熟透。

⑧揭盖，加入少许盐、鸡粉，拌匀调味。

⑨再转中火略煮片刻，至汤汁入味。

⑩关火后盛出煮好的猪心汤，装入碗中即成。

营养分析

　　猪心有补虚、安神定惊、养心补血的功效；桂圆有健脾胃、补心脾、养肌肉的功效；红枣有宁心安神、益智健脑、提高人体免疫力的功效。

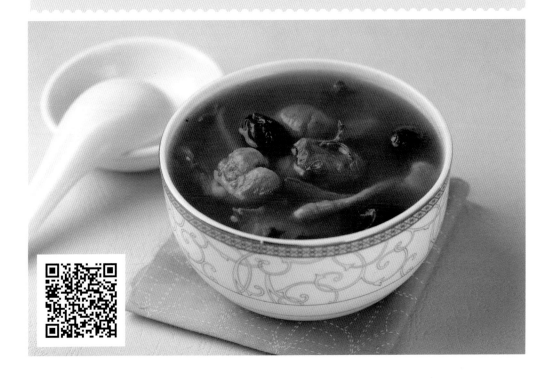

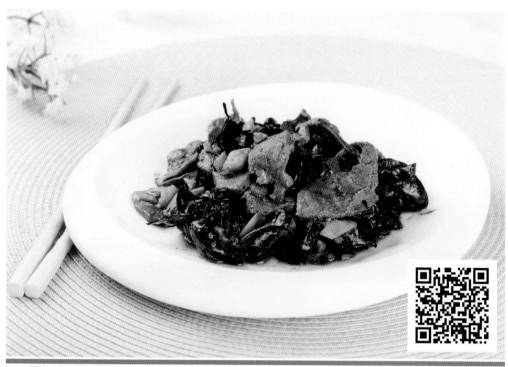

特别推荐

猪肝炒木耳

| 材料 |
猪肝180克，水发木耳50克，姜片、蒜末、葱段各少许

| 调料 |
盐4克，鸡粉3克，料酒、生抽、水淀粉、食用油各适量

| 做法 |
①将洗净的木耳切块；洗好的猪肝切片，装入碗中，加少许盐、鸡粉、料酒抓匀，腌渍10分钟至入味。
②锅中注水烧开，加2克盐，放入木耳，焯水1分钟至其八成熟，捞出备用。
③用油起锅，放入姜片、蒜末、葱段，爆香。
④倒入猪肝，炒匀，淋入料酒，炒香。
⑤放入焯好的木耳，拌炒匀。
⑥加入适量盐、鸡粉、生抽，炒匀调味。
⑦倒入适量水淀粉勾芡。
⑧将炒好的材料盛出，装入盘中即成。

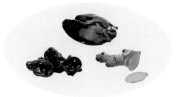

营养分析

猪肝有补肝明目、养血的功效，适宜夜盲、目赤、浮肿气血虚弱的人食用；木耳有凉血、止血的作用，其含铁量高，可及时为人体补充足够的铁质。

菠菜炒猪肝

| 材料 |

菠菜200克，红椒10克，猪肝180克，姜片、蒜末、葱段各少许

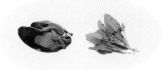

| 调料 |

盐2克，鸡粉3克，料酒7毫升，水淀粉、食用油各适量

| 做法 |

①将洗净的菠菜切成段；洗好的红椒切成小块；洗净的猪肝切成片。

②将猪肝装碗，放入少许盐、鸡粉，加入适量料酒、水淀粉，抓匀。注入适量食用油，腌渍入味。

③用油起锅，放入姜片、蒜末、葱段，爆香。放入红椒，拌炒香。

④倒入猪肝，淋入料酒炒匀。放入菠菜炒至熟软。

⑤加入盐、鸡粉，炒匀调味。倒入适量水淀粉，快速拌炒均匀。

⑥将炒好的菜肴盛出，装盘即可。

营养分析

　　猪肝含有维生素、铁、锌、铜、硒等，有补血健脾、养肝明目的功效；猪肝不仅是天然的补血妙品，还能增强免疫力；菠菜可滋阴平肝、止渴润肠、利五脏，适宜贫血、皮肤粗糙的女士食用。

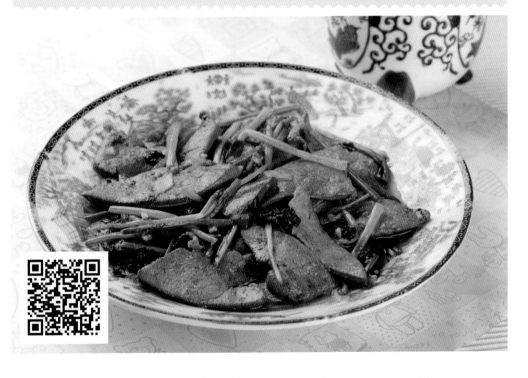

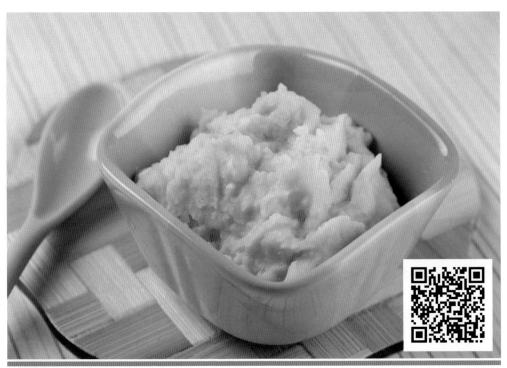

特别推荐

山药蛋粥

| 材料 |

山药120克，鸡蛋1个

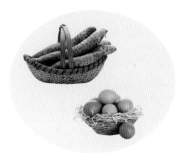

| 做法 |

①将去皮洗净的山药切成薄片，放入蒸盘中，待用。

②蒸锅上火烧开，放入蒸盘，再放入装有鸡蛋的小碗，用中火蒸约15分钟至食材熟透。

③取出蒸好的食材，晒凉，捣成泥状待用。

④将放凉的熟鸡蛋去壳，取蛋黄。

⑤放在小碟子中，待用。

⑥将蛋黄放入装有山药泥的碗中。

⑦压碎，搅拌片刻至两者混合均匀。

⑧再另取一个小碗，盛入拌好的食材即成。

营养分析

　　山药含有淀粉酶、多酚氧化酶等物质，有利于脾胃消化吸收，是一味平补脾胃的药食两用之品。脾胃虚弱的女士食用山药，可以改善气色。此外，山药还含有少许的黏液质，有益肺气、养肺阴的功效，对肺虚久咳有食疗作用。

山药肚片

| 材料 |

山药300克，熟猪肚200克，青椒、红椒各40克，姜片、蒜末、葱段各少许

| 调料 |

盐、鸡粉各2克，料酒4毫升，生抽5毫升，水淀粉、食用油各适量

| 做法 |

①将洗净去皮的山药切片；洗好的青椒切成小块；洗净的红椒切开，切成小块；把熟猪肚切成片。

②锅中注水烧开，加少许食用油。放入山药片，倒入青椒、红椒拌匀，煮至食材八成熟后捞出沥水。

③用油起锅，放入姜片、蒜末、葱段，爆香。倒入焯过水的食材，炒匀、炒透。

④放入切好的猪肚，淋入少许料酒，翻炒香。

⑤再加入生抽、盐、鸡粉，炒匀调味。

⑥倒入水淀粉，用大火翻炒至食材熟软、入味。

⑦关火后盛出炒好的菜肴，装在盘中即成。

营养分析

　　山药有健脾胃、益肺肾、补中益气的功效；猪肚有补虚损、健脾胃的功效。此品是脾胃虚寒、腹泻、虚劳消瘦等女士的食疗佳品。

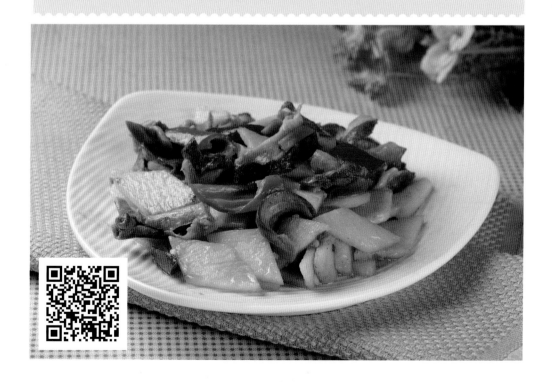

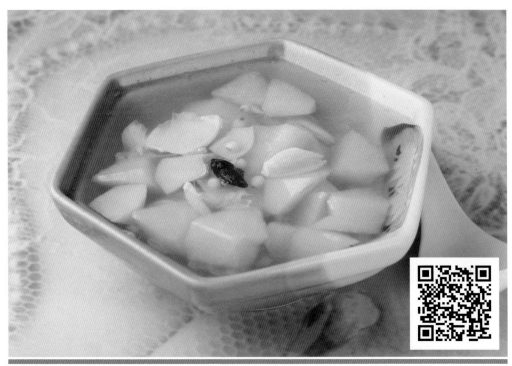

特别推荐

川贝百合炖雪梨

| 材料 |

川贝20克，雪梨200克，冰糖30克，鲜百合40克

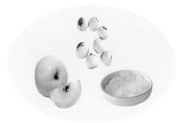

| 做法 |

① 洗净去皮的雪梨去核，切成小块。

② 锅中注入适量清水烧开，倒入雪梨块。

③ 放入洗净的川贝，加入洗好的百合，搅拌匀。

④ 烧开后用小火煮15分钟，至食材熟透。

⑤ 倒入备好的冰糖。

⑥ 拌匀，略煮片刻，至冰糖溶化。

⑦ 关火后盛出煮好的糖水，装入盘中即可。

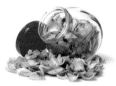

营养分析

　　川贝含有维生素A、蔗糖、川贝碱、西贝素等成分，能保护呼吸道上皮，预防呼吸道感染，具有滋阴润肺、止咳化痰、平喘等功效；雪梨有润肺、凉心、消痰、解毒的功效。此品是女士调养肺、补虚养身、清热解毒之佳品。

特别推荐

冰糖雪梨柿饼汤

| 材料 |

雪梨200克，柿饼100克，冰糖30克

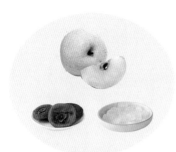

| 做法 |

① 将备好的柿饼切小块。

② 洗净去皮的雪梨切开，改切成丁。

③ 砂锅中注入适量清水烧开，放入柿饼块。

④ 倒入雪梨丁，搅拌匀。

⑤ 煮沸后用小火煲煮约20分钟，至材料熟软。

⑥ 揭盖，加入备好的冰糖调味，拌匀。

⑦ 用中火续煮一会儿，至糖分完全溶化。

⑧ 关火后盛出煮好的冰糖雪梨，装入汤碗中即成。

营养分析

　　柿饼有润心肺、止咳化痰、清热解渴、健脾涩肠的功效；雪梨有润肺、凉心、消痰、解毒的功效。此品可润肺养肝。

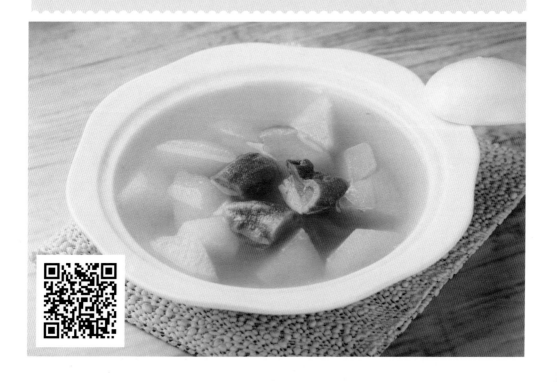

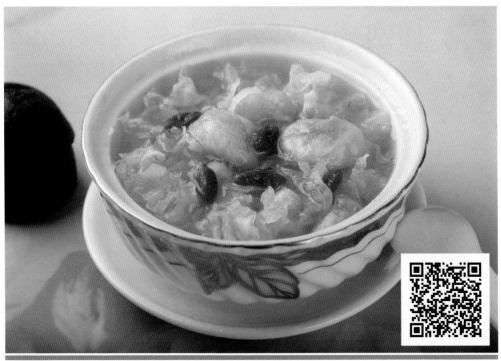

特别推荐

山竹银耳枸杞甜汤

| 材料 |

水发银耳120克，山竹1个，枸杞15克，冰糖40克

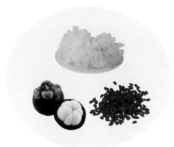

| 做法 |

①将泡发洗好的银耳切去黄色蒂部，切成小块。

②洗净的山竹切开，取出果肉，待用。

③砂锅中注入适量清水烧开，倒入切好的银耳，加入洗净的枸杞。

④盖上盖，烧开后用小火炖20分钟，至汤汁浓稠。

⑤揭开盖，倒入山竹肉。

⑥加入冰糖，用锅勺搅拌匀。

⑦略煮一会儿，至冰糖完全溶化。

⑧关火将煮好的甜汤盛出，装入碗中即可。

营养分析

　　银耳有强精、补肾、润肠、益胃、补气等功效，它能提高肝脏解毒能力，保护肝脏功能；山竹含有维生素、膳食纤维及钾、钙等矿物质，属于高钾低钠的水果，有利于人体内钠盐的排出，并对肝火盛导致的皮肤不好有改善作用。

桂圆酸枣芡实汤

| 材料 |
桂圆肉90克，酸枣仁15克，
芡实50克

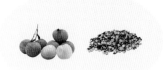

| 做法 |
①砂锅中注入适量清水烧开，倒入洗净的芡实。
②放入洗好的桂圆肉、酸枣仁。
③盖上盖，用小火煮约30分钟。
④揭盖，加入适量白糖，拌匀，煮至溶化。
⑤盛出煮好的饮料，装入碗中即可。

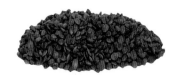

| 调料 |
白糖20克

营养分析

　　桂圆肉、酸枣仁可补益肝肾、安神助眠；芡实具有固肾涩精、补脾止泄、补中益气等功效。三者搭配适合失眠的女性食用。

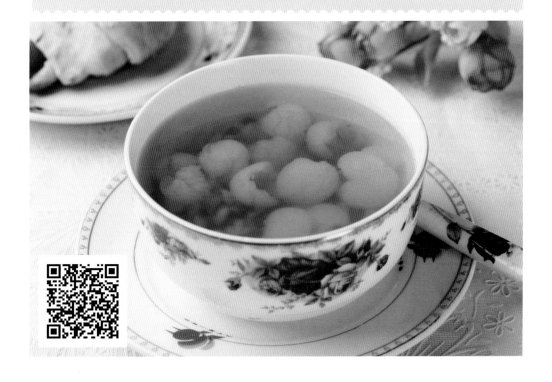

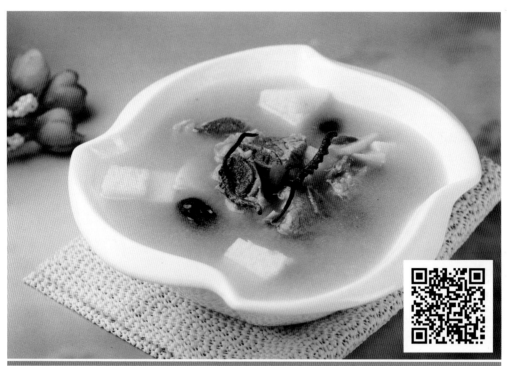

 特别推荐

虫草山药排骨汤

| 材料 |
排骨400克，虫草3根，红枣20克，枸杞8克，姜片15克，山药200克

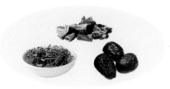

| 调料 |
盐、鸡粉各2克，料酒16毫升

| 做法 |
①洗净去皮的山药切块，再切条，改切成丁。
②锅中注入适量清水烧开，倒入洗净的排骨。
③加入适量料酒，煮至沸，汆去血水。
④捞出汆煮好的排骨，沥干水分，待用。
⑤锅中注水烧开，放入红枣、枸杞、虫草、姜片。
⑥加入排骨、山药丁煮至沸。
⑦再揭开盖，淋入少许料酒，用小火煮40分钟。
⑧揭盖，放入少许盐、鸡粉，用勺拌匀调味。
⑨关火后盛出煮好的汤料，装入汤碗中即可。

营养分析

　　虫草含有虫草酸、不饱和脂肪酸和多种氨基酸等营养成分，有益肝肾、补精髓、止血化痰的功效；山药有健脾益胃、滋肾益精、益肺止咳的功效；排骨有滋阴壮阳、益精补血的功效。故此品适合需补肾的女士食用。

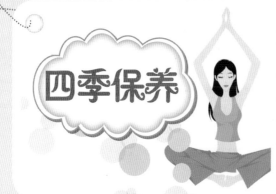

●春夏秋冬，四季轮回，周而复始，但容颜没有四季轮回，所以美容养颜要顺应天时，随着时令的更迭而改变。春天，是皮肤护理的最佳季节，因此要懂得好好呵护；夏日内外抗击紫外线；秋冬防燥热、补气血。只有这样，才能永葆容颜不老。

春季注意饮食均衡，让皮肤犹如新生

春季要多吃富含维生素的蔬菜、水果等，以增强机体免疫力，并能润泽肌肤。蜂蜜是春季最理想的保健饮品，蜂蜜质地滋润，可滋润皮肤、防止便秘，让你拥有一个通畅无阻的春季。红枣、胡萝卜也是春季不可或缺的佳品，可使皮肤处于健康状态，变得光泽、细嫩、红润。春季应多吃温阳性食物、生发性食物，增甘少酸，多吃豆芽、韭菜、青笋、香椿、薏米、橙子、猕猴桃等。

夏季"饮食防晒计划"

每天吃含高维生素C的水果：番石榴、猕猴桃、草莓、圣女果都可以。

适量摄取黄、红色蔬果：如胡萝卜、芒果、西红柿、木瓜、空心菜等，都含有大量胡萝卜素及其他植物化学物质，有助于抗氧化。

经常吃豆制品：大豆制品中，豆腐、豆浆（建议不放糖）是比较好的选择，而其他加工豆制品，如豆干及豆皮等，热量比一般豆腐高很多。

每天坚持两杯茶：美国研究指出，喝绿茶或是使用含绿茶成分的保养品，可以让因日晒导致的肌肤晒伤、松弛和粗糙的减少约三分之一。

秋冬防燥、养气血，吃出花样女人

寒冬来临之前，应适当食用补血食物，如红枣、枸杞、甘蔗等；多吃时令干果，板栗、核桃等；多吃银耳、百合、梨；多吃养气蔬果。秋冬时节正适合养气，养气就是对身体的某些虚弱症状进行相应的调理，包括补养脾气、肺气、心气、肾气以及元气等。新鲜的时令蔬果，含有多种丰富的营养，正适合温和地调理身心，恢复元气。主打食物为山药、藕等。少吃寒凉、辛辣食物。

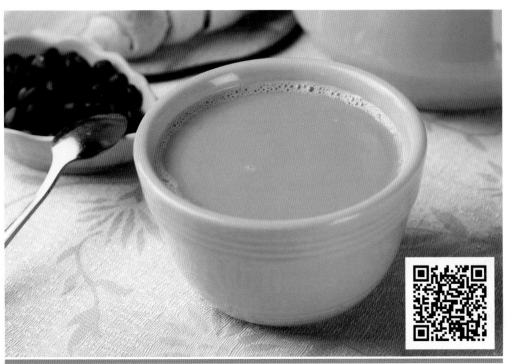

黑豆豆浆

| 材料 |

水发黑豆100克

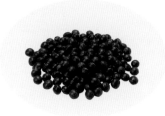

| 调料 |

白糖适量

| 做法 |

①将已浸泡7小时的黑豆加清水搓洗干净。

②把洗净的黑豆倒入滤网，沥干水分。

③将黑豆倒入豆浆机中。加入适量清水至水位线。

④盖上豆浆机机头，选择"五谷"程序，再选择"开始"键，开始打浆。

⑤待豆浆机运转约15分钟，即成豆浆。

⑥将豆浆机断电，取下机头，把榨好的豆浆倒入滤网，滤去豆渣。

⑦将煮好的豆浆倒入碗中，加入适量白糖，搅拌均匀至其溶化，待稍微放凉后即可饮用。

营养分析

　　黑豆含有蛋白质、不饱和脂肪酸、维生素、磷脂、钙、磷、铁、钾等营养成分，具有增强免疫力、滋阴补肾、补血明目、利水消肿、活血美肤等功效。此品尤其适合秋冬季节饮用。

南瓜香菇炒韭菜

| 材料 |

南瓜200克，韭菜90克，水发香菇45克

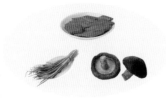

| 调料 |

盐2克，鸡粉少许，料酒4毫升，水淀粉、食用油各适量

| 做法 |

①将洗净的韭菜切成段；洗好的香菇切成粗丝；洗净去皮的南瓜切薄片，再切成丝。

②锅中注入适量清水烧开，加入少许盐。

③倒入香菇丝，再放入切好的南瓜，搅匀，煮至食材断生后捞出，沥水待用。

④用油起锅，倒入韭菜段炒匀，倒入南瓜、香菇。

⑤淋入适量料酒，炒匀提味。加入少许盐、鸡粉，翻炒均匀。

⑥倒入少许水淀粉，快速翻炒至食材熟软、入味。

⑦关火后盛出炒好的食材，装入盘中即成。

营养分析

南瓜含有蛋白质、胡萝卜素、维生素等营养成分，有补中益气、降脂降糖的功效；韭菜有散瘀、活血、解毒的功效，还可温肾壮阳。此品适宜春季食用。春天的韭菜柔嫩辛香，有助于开阳发散。

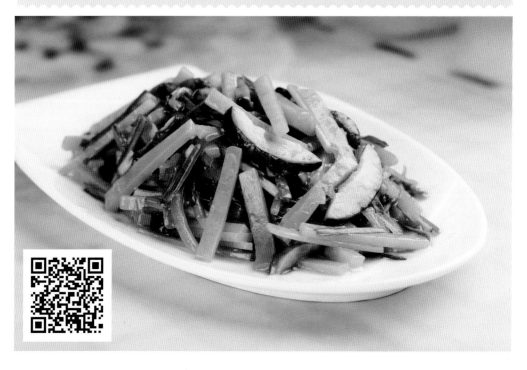

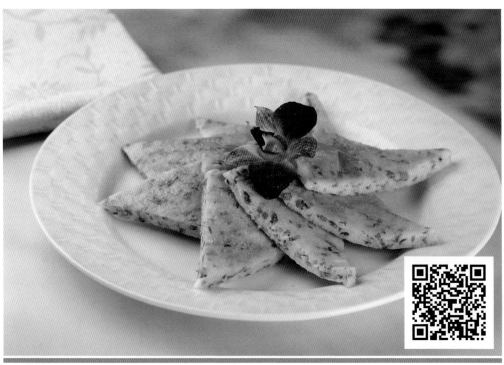

土豆胡萝卜菠菜饼

特别推荐

| 材料 |

胡萝卜70克，土豆50克，菠菜65克，鸡蛋2个，面粉150克

| 调料 |

盐3克，鸡粉2克，芝麻油2毫升，食用油适量

| 做法 |

①洗净的菠菜切成粒；洗好去皮的土豆切粒；洗净去皮的胡萝卜切粒。

②锅中注水烧开，加盐，倒入土豆、胡萝卜搅拌，倒入菠菜粒煮至沸，捞出待用。

③鸡蛋打入碗中，加少许盐、鸡粉，放入焯过水的食材搅拌均匀。倒入面粉拌匀，淋芝麻油制成面糊。

④锅内注油烧热，倒入面糊，摊成饼状，煎至成型，至散出香味。

⑤将面饼翻面，煎至两面呈焦黄色，取出蛋饼。

⑥将蛋饼切成扇形块，装入盘中即可。

营养分析

　　菠菜含有叶酸、胡萝卜素、钾等营养成分，有助于治疗贫血；胡萝卜有降压、强心、抗炎、增强视力、润肺的作用；土豆可以增加肠道蠕动，有利于人体排毒通便。此品适合春季食用。

绿豆凉薯小米粥

| 材料 |

水发绿豆100克，水发小米100克，凉薯300克

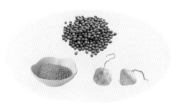

| 调料 |

盐2克

| 做法 |

①洗净去皮的凉薯切厚块，再切条，改切成丁。

②砂锅中注入适量清水烧开，倒入洗好的绿豆。

③放入洗净的小米，搅拌匀。

④盖上盖，烧开后用小火煮30分钟，至小米熟软。

⑤揭盖，倒入切好的凉薯，搅拌一会儿。

⑥盖上盖，用小火再煮10分钟，至全部食材熟透。

⑦揭开盖，加入少许盐。

⑧用勺搅匀调味。

⑨将煮好的小米粥盛出，装入汤碗中即可。

营养分析

　　绿豆有清除肌肤毒素的作用，对于肌肤舒缓也有特别功效；小米含有大量酶，有健胃消食、益肾气、宁心安神的功效，对女士有很好的保健作用。此品适合炎热的夏季食用。

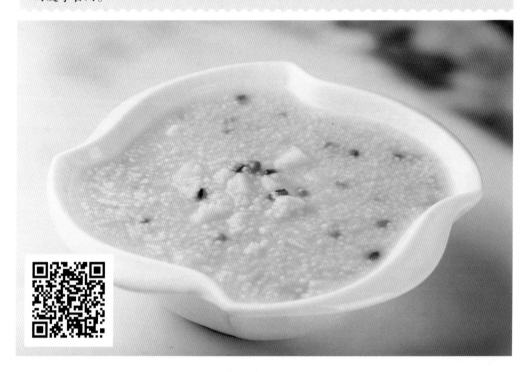

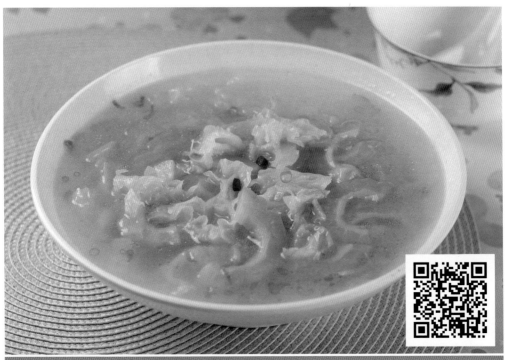

特别推荐

苦瓜银耳汤

| 材料 |

苦瓜200克，水发银耳150克，葱花少许

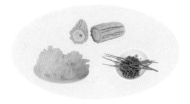

| 调料 |

盐、鸡粉各2克，食用油适量

| 做法 |

①将洗净的苦瓜对半切开，去瓤，再切成片。

②洗好的银耳切去淡黄色的根部，再切成小朵。

③锅中注入适量清水烧开，放入切好的银耳，搅匀。

④煮约1分钟，捞出焯好的银耳，沥干水分，待用。

⑤用油起锅，放入苦瓜片，用大火快速翻炒匀，至其变软，注入适量清水。

⑥煮约1分钟，倒入焯煮过的银耳。

⑦加入盐、鸡粉，搅拌匀。

⑧用中火煮约3分钟至食材熟透。

⑨盛出煮好的银耳汤，装在汤碗中，撒上葱花即成。

营养分析

　　银耳有滋阴润燥、益气养胃的作用，其丰富的膳食纤维还能润肠通便，银耳的嫩肤作用堪比燕窝，且不会上火；苦瓜有多种美容成分，能增强皮肤，毛发组织的活力，抵制黑色素生成。此品适合干燥的秋季食用。

枸杞川贝花生粥

| 材料 |

枸杞10克，川贝母10克，水发花生米70克，水发大米150克

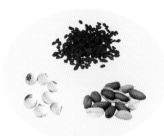

| 做法 |

①砂锅中注入适量清水烧开。

②倒入洗净的大米，搅散开。

③放入洗好的花生、川贝母、枸杞，搅拌匀。

④盖上盖，烧开后用小火煮30分钟，至大米熟透。

⑤揭开盖子，用勺搅拌片刻。

⑥把煮好的粥盛出，装入汤碗中即可。

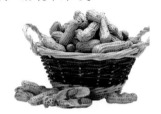

营养分析

　　花生是集营养滋补、美容养颜、防病治病于一体的"长生果"；川贝母有清热化痰、润肺止咳、开郁散结等功效；枸杞可促进体内的新陈代谢，延缓衰老，并提高肌肤对氧的吸收能力，还可美白。此品适合秋季食用。

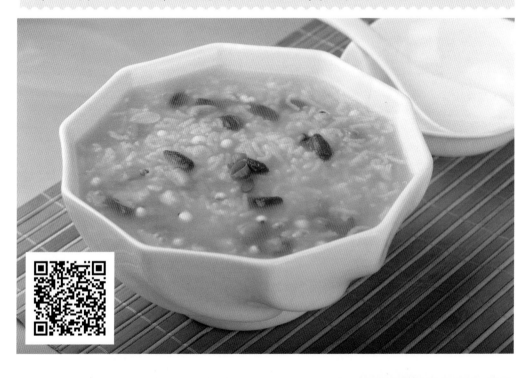

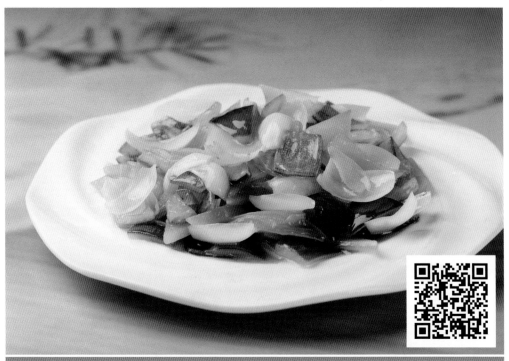

特别推荐 莴笋炒百合

| 材料 |

莴笋150克，洋葱80克，百合60克

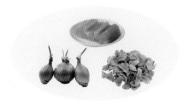

| 调料 |

盐3克，鸡粉、水淀粉、芝麻油、食用油各适量

| 做法 |

①将去皮洗净的洋葱切成小块；洗好去皮的莴笋切开，用斜刀切成小段，再切成片。

②锅中注水烧开，加入少许盐、食用油，倒入莴笋片拌匀，略煮。

③放入洗净的百合，再煮至断生后捞出沥水。

④用油起锅，放入洋葱块，用大火炒出香味。再倒入莴笋片和百合，炒匀。加入少许盐、鸡粉调味。

⑤倒入适量水淀粉勾芡，淋入少许芝麻油。

⑥快速翻炒至食材熟软、入味。

⑦关火后将炒好的食材盛入盘中，摆好即成。

营养分析

百合具有养心安神、润肺止咳的功效，长期食用可美容；洋葱富含维生素C和尼克酸，可增强细胞的再生能力，使皮肤保持洁白、丰满、光洁；莴笋可去吃、白牙齿、明眼目、通乳汁，有助于排毒。此品适合秋季食用。

生姜肉桂炖猪肚

▎材料▎

猪肚块350克，瘦肉丁90克，水发薏米70克，肉桂30克，姜片少许

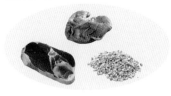

▎调料▎

盐3克，鸡粉2克，料酒10毫升

▎做法▎

①锅中注入适量清水烧开，淋入少许料酒。
②倒入洗净的猪肚块，放入备好的瘦肉丁。
③搅拌匀，用大火煮约半分钟，汆去血渍。
④捞出汆煮好的食材，沥干水分，待用。
⑤砂锅中注水烧开，放入姜片，倒入薏米、肉桂。
⑥倒入汆过水的材料，淋上少许料酒提味。
⑦煮沸后用小火煲煮约60分钟，至食材熟透。
⑧揭盖，加入少许盐、鸡粉，拌匀调味。
⑨转中火续煮片刻，至汤汁入味。
⑩关火后盛出煮好的猪肚汤，装入碗中即成。

营养分析

　　肉桂有暖脾胃、除积冷、通血脉的功效；生姜性温，可益脾胃、止咳祛痰；猪肚有补虚损、健脾胃的功效。本品可改善女性体质虚寒导致的气血不佳，适合冬季食用。

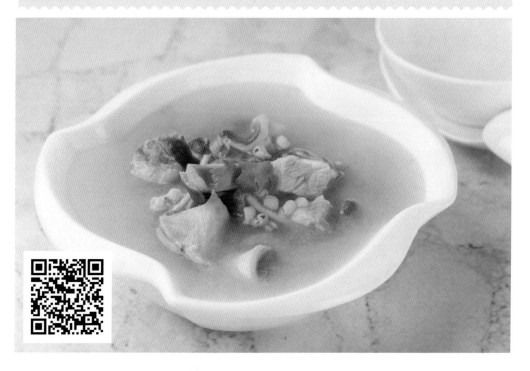

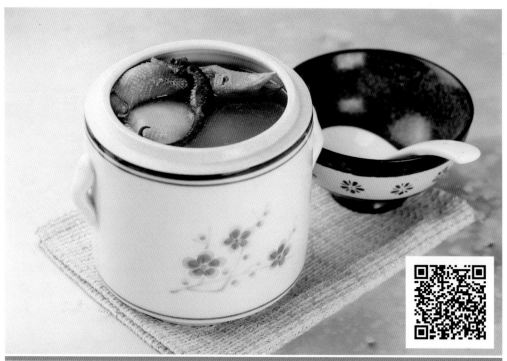

海马党参枸杞炖乳鸽

（特别推荐）

| 材料 |

海马2只，党参10克，枸杞8克，乳鸽1只，姜片少许

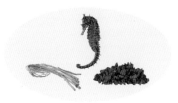

| 调料 |

鸡汁20毫升，料酒10毫升，盐、鸡粉各2克

| 做法 |

①锅中注水烧热，放入处理干净的乳鸽。

②淋入适量料酒，汆去血水。

③将汆煮好的乳鸽捞出，沥干水分。

④把乳鸽放入炖盅里，锅中倒入水烧热。

⑤倒入适量鸡汁、料酒，加入少许盐、鸡粉。

⑥放入姜片，倒入党参、枸杞、海马，拌匀，略煮。

⑦将煮好的药汤盛出，装入炖盅里，封上保鲜膜，放入烧开的蒸锅中。

⑧用小火炖2小时，至食材熟透，将炖盅取出。

⑨去掉保鲜膜，待稍微放凉即可食用。

（营养分析）

　　海马性温，有调气活血的功效，使气血通畅，面色红润、有光泽。海马的乙醇提取物能使子宫和卵巢的重量增加，可抚衰老。此品适宜冬季食用。

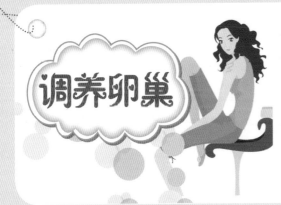

●卵巢保养是女性不能忽视的生活内容。卵巢保养得好，可使皮肤光滑细腻，面若桃花，还能调节雌性激素的分泌，使胸部丰满圆润、紧实有弹性，有利于身体健康。卵巢功能衰退是导致女人衰老的主要原因，因此女人要想获得更多的年轻和美丽，一定要好好保养卵巢。

食疗，吃出健康卵巢

保养卵巢的方法多种多样，有养巢仪保养、精油按摩保养、中草药膳保养、食疗保养，每种方法各有各的特点，也各有各的裨益。食物保养卵巢虽不能直接作用于卵巢，却可以通过调整机体内部机能而影响卵巢。保养卵巢在食养上总的原则是宜补充豆制品，多吃新鲜的蔬菜水果，并保证维生素C与维生素B_2的充足供应。女性在45岁之后，由于体内的雌性激素分泌减少，骨质的流失也会加速，内脏机能也会逐渐衰竭。对于这个年龄段的女性来说，保养卵巢除了服用卵巢保养品之外，均衡饮食和运动也是健康保养的方法之一，应减少吃高脂肪、高胆固醇类的食物，而要多吃一些瓜果蔬菜。

保养卵巢要多吃包菜、花菜、芝麻油等富含维生素E的食物，富含维生素B_2的动物内脏、蛋类、奶类及豆制品，以及富含维生素B_6的谷类、豆类、瘦肉等。

保养卵巢宜多食的食物

黄瓜： 黄瓜清脆可口，能清热、解渴、利尿。它所含的纤维素能促进肠道排出食物废渣，从而减少胆固醇的吸收。黄瓜中的"丙醇二酸"还能抑制体内糖类转变成脂肪，有减肥和调整脂质代谢的作用。

茄子： 内含多种丰富维生素，特别是其中的维生素P，能增强细胞黏着性，提高微血管弹性。茄子还能降低胆固醇，防止高脂血症引起的血管损害，能辅助治疗高血压、高脂血症、动脉硬化等病症。

山楂： 具有扩张血管、改善微循环、降低血压、促进胆固醇排泄而降低血脂的作用。山楂乃酸性食物，宜在饭后食用，且不宜过多。

苹果： 苹果中含有丰富的类黄酮。类黄酮是一种天然抗氧化剂，有抗动脉粥样硬化的作用，此外，苹果中的果胶也可以降低胆固醇水平。

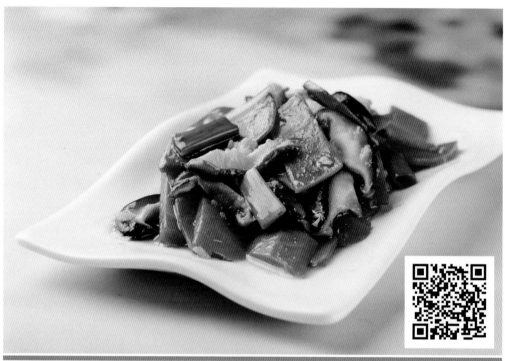

胡萝卜炒香菇片

特别推荐

| 材料 |

胡萝卜180克，鲜香菇50克，蒜末、葱段各少许

| 调料 |

盐3克，鸡粉2克，生抽4毫升，水淀粉5毫升，食用油适量

| 做法 |

①洗净去皮的胡萝卜切片；洗好的香菇用斜刀切片。

②锅中注水烧开，加入少许盐、食用油，倒入胡萝卜片拌匀，煮半分钟。

③再放入香菇搅匀，煮1分钟至其八成熟。

④捞出焯煮好的食材，沥水待用。

⑤用油起锅，放入蒜末，爆香。倒入焯好的胡萝卜片和香菇，快速炒匀。

⑥淋入适量生抽，加入少许盐、鸡粉，炒匀调味。

⑦倒入水淀粉勾芡，撒葱段，翻炒至食材熟透。

⑧关火后盛出炒好的食材，装入盘中即成。

营养分析

　　香菇是高蛋白、低脂肪的健康食品，含有氨基酸、矿物质、维生素和多糖等营养成分，可抑制肝脏内胆固醇增加，促进血液循环，有助于女性调养卵巢。

黄瓜拌玉米笋

| 材料 |

玉米笋200克，黄瓜150克，蒜末、葱花各少许

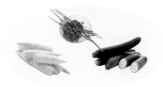

| 调料 |

盐3克，鸡粉2克，生抽4毫升，辣椒油6毫升，陈醋8毫升，芝麻油、食用油各适量

| 做法 |

① 将洗净的玉米笋切开，再切成小段。
② 洗净的黄瓜对半切开，拍至瓜肉裂开，再切块。
③ 锅中注入适量清水烧开，放入切好的玉米笋。
④ 加入少许盐、鸡粉，倒入适量食用油，搅拌匀。
⑤ 用大火焯煮至食材断生后捞出，沥水，待用。
⑥ 取一碗，倒入焯熟的玉米笋，放入黄瓜块。
⑦ 撒上蒜末、葱花，加入适量辣椒油、盐、鸡粉。
⑧ 淋入少许陈醋、生抽，搅拌匀，使调味料溶化。
⑨ 再淋入少许芝麻油，快速拌匀，至食材入味。
⑩ 取一干净的盘子，盛入食材，摆好盘即成。

营养分析

　　黄瓜中所含的纤维素能促进肠道排毒，有减肥和调整脂质代谢的作用；玉米中含有大量的植物纤维可加速排除体内毒素，维生素E有促进细胞分裂、延缓衰老、降低血清胆固醇、防止皮肤病变的功能。二者同食有助于调养卵巢。

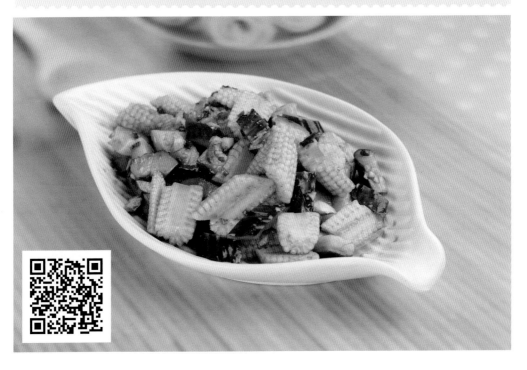

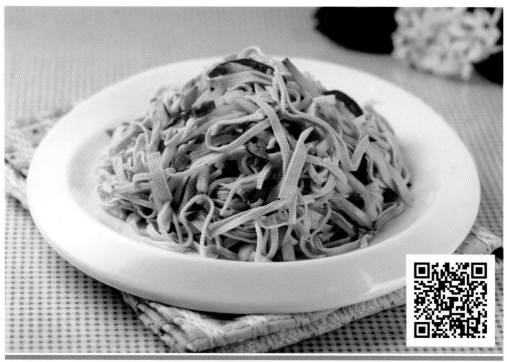

黄瓜拌豆皮

特别推荐

| 材料 |

黄瓜120克，豆皮150克，红椒25克，蒜末、葱花各少许

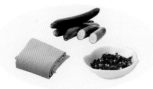

| 调料 |

盐3克，鸡粉2克，生抽4毫升，陈醋6毫升，芝麻油、食用油各适量

| 做法 |

①将洗净的黄瓜切片，再切成细丝；洗好的红椒切丝；洗净的豆皮切开，再切成细丝。

②把切好的食材分别放在盘中，待用。

③锅中注水烧开，放入少许食用油、盐，倒入豆皮搅散，煮1分钟。再放入红椒丝搅匀，煮半分钟。

④至全部食材熟透后捞出沥水，放在碗中。

⑤再倒入黄瓜丝，放入蒜末、葱花。

⑥加入少许盐，淋入生抽，撒上鸡粉。

⑦倒入陈醋、芝麻油，拌约1分钟，至食材入味。

⑧取一个干净的盘子，放入拌好的食材，摆好即成。

营养分析

黄瓜中的"丙醇二酸"能抑制体内糖类转变成脂肪，有减肥和调整脂质代谢的作用；豆皮中含有大量的卵磷脂，可以防止血管硬化、降低胆固醇、预防心血管疾病、保护心脏。女性常吃此品有助于调养卵巢。

蒜泥蒸茄子

|材料|

茄子300克，彩椒40克，蒜末45克，香菜、葱花各少许

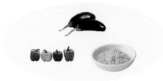

|调料|

生抽5毫升，陈醋5毫升，鸡粉2克，盐2克，芝麻油2毫升，食用油适量

|做法|

①洗好的彩椒切条，改切成粒。

②茄子洗净去皮、切开，切网格花刀，码入盘中。

③把蒜末、葱花放入碗中，淋入适量生抽、陈醋，加入鸡粉、盐、芝麻油拌匀，制成味汁。

④把味汁浇在茄子上，放上彩椒粒。

⑤把加工好的茄子放入烧开的蒸锅中。

⑥盖上盖，用大火蒸10分钟，至茄子熟透。

⑦揭开盖，取出蒸好的茄子，撒上葱花。

⑧浇上少许热油，放上香菜点缀即可。

营养分析

　　茄子有清热止血、消肿止痛的功效，还有助于预防肥胖、高脂血症、高血压等疾病，夏秋季节宜常吃。女性常适量吃些大蒜，可以改善免疫力。 此品有助于女性调养卵巢。

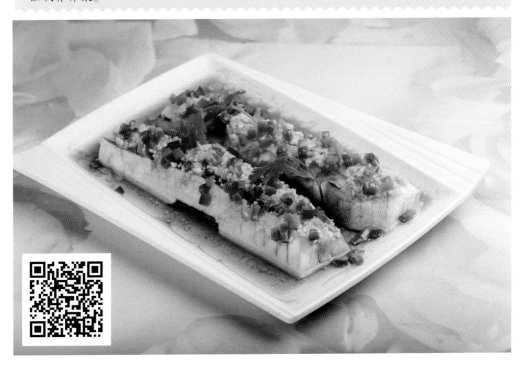

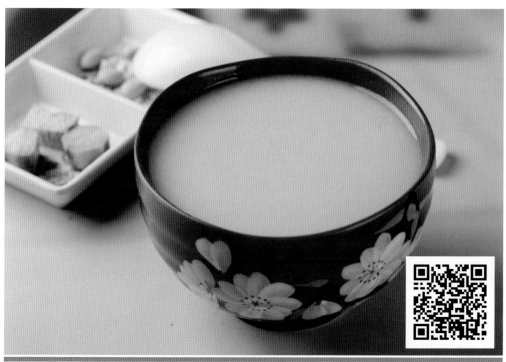

红薯山药豆浆

| 材料 |

黄豆30克，红薯丁、山药丁各15克，大米、小米、燕麦各10克

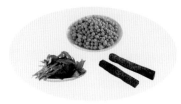

| 调料 |

白糖适量

| 做法 |

①将已浸泡8小时的黄豆倒入碗中，放入备好的大米、小米，加入适量清水，并用手搓洗干净。

②把洗好的材料倒入滤网，滤去水分。

③将材料倒入豆浆机中，再加入红薯、山药、燕麦。

④注入适量清水，至水位线即可。

⑤盖上豆浆机机头，选择"五谷"程序，再选择"开始"键，开始打浆。

⑥待豆浆机运转约15分钟，即成豆浆。

⑦断电后取下机头，把豆浆倒入滤网，滤取豆浆。

⑧将豆浆倒入碗中，加白糖，搅拌均匀即可饮用。

营养分析

　　山药和红薯等薯类中含有维生素、纤维素、淀粉等营养成分，具有滋肾益精、健脾益胃、助消化等功效，与其他杂粮、豆类搭配，既能补充营养，又可改善代谢、减肥塑形，有助于调养卵巢。

芹菜胡萝卜苹果汁

| 材料 |

芹菜60克，胡萝卜80克，苹果100克

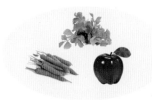

| 调料 |

蜂蜜15克

| 做法 |

①洗净的芹菜切段。

②去皮洗净的胡萝卜切块，切条，改切成丁。

③洗好的苹果切瓣，去核，切成小块。

④取榨汁机，倒入苹果、芹菜和胡萝卜。

⑤倒入适量矿泉水。

⑥加盖，选择"榨汁"功能，榨取果蔬汁。

⑦揭盖，加入蜂蜜。

⑧盖上盖子，搅拌均匀。

⑨将榨好的果蔬汁倒入杯中即可。

营养分析

　　芹菜中含有药效成分的芹菜苷、佛手苷内酯和挥发油，有降血压、降血脂、防治动脉粥样硬化的作用；苹果中含有丰富的类黄酮，有抗动脉粥样硬化的作用，此外，苹果中的果胶也可以降低胆固醇水平；此品有利于调养女性卵巢。

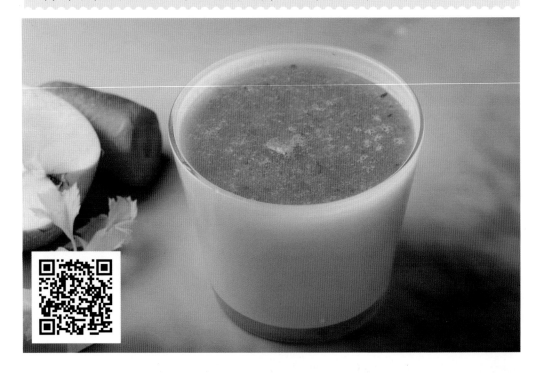

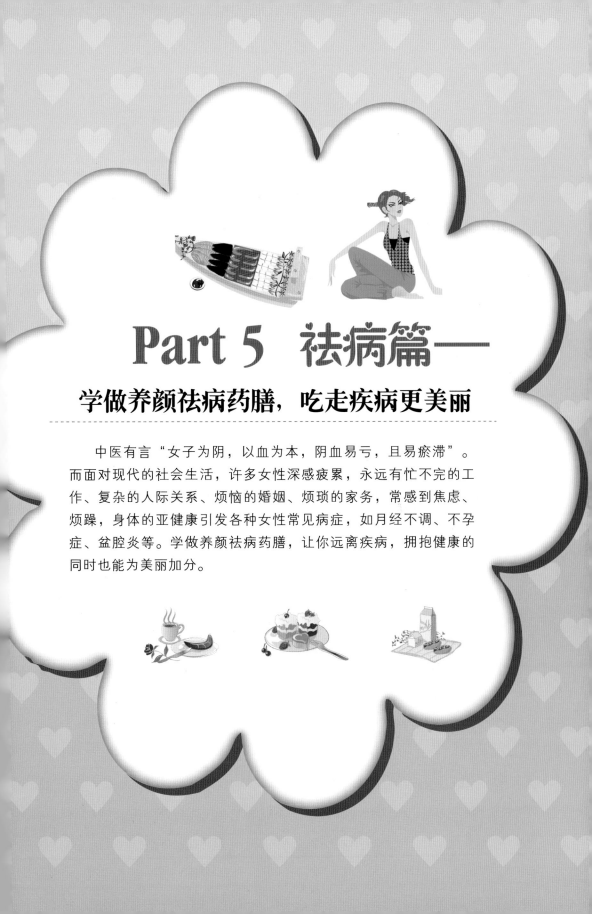

Part 5 祛病篇——
学做养颜祛病药膳，吃走疾病更美丽

中医有言"女子为阴，以血为本，阴血易亏，且易瘀滞"。而面对现代的社会生活，许多女性深感疲累，永远有忙不完的工作、复杂的人际关系、烦恼的婚姻、烦琐的家务，常感到焦虑、烦躁，身体的亚健康引发各种女性常见病症，如月经不调、不孕症、盆腔炎等。学做养颜祛病药膳，让你远离疾病，拥抱健康的同时也能为美丽加分。

● 月经不调的概念很宽泛，通常泛指各种原因引起的月经改变，包括月经的周期、经期、经色、经质的改变，以及经期紧张综合征等，是伴随月经周期前后出现的多种病症的总称。分为月经先期、月经后期、月经先后不定期、月经过多、月经过少、经间期出血以及经前期紧张综合征等。

病症说明

月经是女性的一种生理现象，是卵巢功能的外部表现，也是具有生育功能的标志之一。少女在月经初潮后两年之内，月经大都不规律，经量时多时少，周期时长时短，这是卵巢发育尚不成熟所导致的，并不是真正的紊乱，但在形成了规律的月经周期后，出现月经变化，则可视为月经不调。

调理月经的饮食总则

月经不调患者饮食宜温热，忌生冷，宜清淡，忌辛辣。多食高纤维食物，如蔬菜、水果、粗粮，因为高纤维食物可促进雌激素的分泌，增加血液中镁的含量，起到调整月经和保持情绪稳定的作用；摄取足够的优质蛋白质，如鱼类、瘦肉类、蛋类、奶类、豆类等，因经期失血，造成血红蛋白流失，多吃富含优质蛋白的食物，可补充经期流失的营养；避免饮浓茶，因浓茶富含咖啡因，会刺激神经和心血管，增加焦虑和不安的情绪，并容易加重月经不调症状；忌食甜食，糖分摄取过多，会造成血糖不稳定，出现心跳加速、头晕、疲劳、情绪不稳定等不适，加重月经不调。

调理月经不调常用食材、药材

当归：补血活血，可调经止痛，对治疗因血虚或血瘀引起的月经不调、月经量少、经期过短、痛经以及失血过多造成的贫血等症状均有很好的效果。

益母草：可活血化瘀、调经、利水，对月经不调、痛经、难产、胞衣不下、产后血晕、瘀血腹痛，及瘀血所致的崩漏、尿血、便血、痈肿疮疡均有很好的疗效。

黄芪：健脾补气，对脾虚引起的月经不调、经期神疲乏力、困倦等症有疗效。

乌鸡：对女性月经不调、白带过多以及一些虚损病均有较好的疗效。

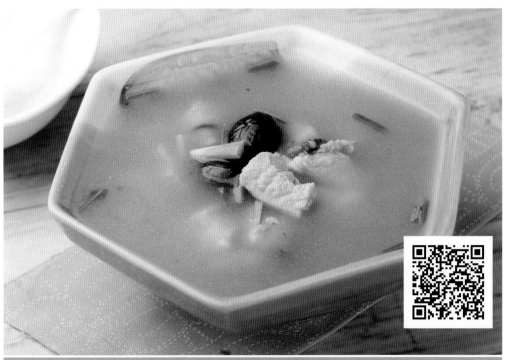

特别推荐

益母草红枣瘦肉汤

| 材料 |

益母草20克，红枣20克，枸杞10克，猪瘦肉180克

| 调料 |

料酒8毫升，盐2、鸡粉各2克

| 做法 |

①洗好的红枣切开，去核。

②洗净的猪瘦肉切条，改切成小块，备用。

③砂锅中注入清水烧开，放入洗净的益母草、枸杞。

④倒入切好的红枣，加入瘦肉块。

⑤淋入适量料酒，搅拌匀。

⑥盖上盖，烧开后用小火煮30分钟，至食材熟透。

⑦揭开盖子，放入适量盐、鸡粉。

⑧用勺拌匀调味。

⑨将煮好的汤料盛出，装入汤碗中即可。

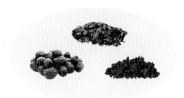

营养分析

益母草含有蛋白质、碳水化合物等人体所需的营养物质，有活血调经、祛瘀止痛、利尿消肿、清热解毒的功效。此品对月经不调很有调理作用。

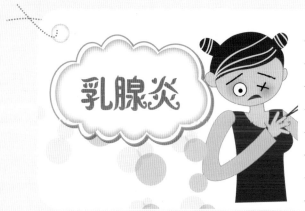

● 乳腺炎是乳腺的急性化脓性感染，为细菌（金黄色葡萄球菌等）在乳头破裂、乳头畸形或乳头外伤的情况下，经乳头逆行侵入乳腺组织所引起的急性炎症。乳腺炎是女性常见病，后果可大可小，给女性健康带来很大危害。要想摆脱乳腺炎，必须要内外结合，外治内调，还女人漂亮自信。

乳腺炎患者防治措施

①不吃含有雌激素的美容用品，不吃用雌激素喂养的鸡肉、猪肉、牛肉等。

②坚持自我检查和定期检查，以利于及时发现病情，制定合理的治疗方案。

③哺乳期妇女预防急性乳腺炎的关键在于做好乳房的护理，避免乳汁瘀积，出现瘀积时要及时处理。平时要防止乳头损伤，保持其清洁，每次喂乳应当将乳汁吸空。如果乳头出现凹陷，应经常提拉乳头进行纠正。

④患有急性乳腺炎时一般不需要停止哺乳，如果感染严重，或脓肿排脓后并发乳瘘，则应立即停止哺乳。

⑤治疗急性乳腺炎可局部使用止痛药膏，如酒花素、鱼肝油铋剂，以促进伤口愈合。出现积乳囊肿时，可在热敷后用手按摩，从乳房四周向乳头方向做轻柔按摩，促使乳腺管通畅以促进乳汁排出。一旦脓肿形成，应及时手术，切开引流。

乳腺炎患者饮食总则

乳腺炎患者在日常饮食中，要注意饮食得当，哪些可以吃、哪些不可以吃要清楚。一般来说，乳腺炎患者饮食宜清淡而富含营养，如绿叶蔬菜、豆类、新鲜水果等，以清热寒凉类的食物为宜。宜食具有通乳作用的食物，如丝瓜、赤小豆、芝麻等；可选择具有清热解毒效果的金银花，具有疏风清热、解毒消肿功效的菊花来泡茶饮用；赤小豆抗菌消炎、排脓消肿，猪蹄补虚弱、填肾经、通乳汁、清热毒，也是宜经常食用的食物；忌食辛辣刺激性的食物，如辣椒、胡椒、芥末、洋葱、烟、酒等，食后易生热化火，使本病或热毒邪更盛，病势更加严重；忌热性、油腻性食物，如肥肉、羊肉、狗肉、榴莲等。忌油条、麻花等油炸类食物；忌食发物，如螃蟹、猪头肉等。

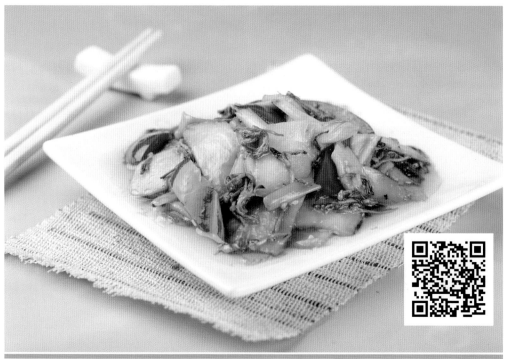

 特别推荐

银花烧白灵菇

| 材料 |

金银花7克，白灵菇200克，彩椒40克，姜片、蒜末、葱段各少许

| 调料 |

盐4克，鸡粉4克，料酒8毫升，蚝油8克，水淀粉5毫升，生抽4毫升，食用油适量

| 做法 |

①洗好的白灵菇切片备用；洗净的彩椒切小块。

②锅中注水烧开，放入少许盐、鸡粉，倒入切好的彩椒、白灵菇搅匀煮至其断生；将焯煮好的食材捞出，沥干水分，待用。

③用油起锅，倒入姜片、蒜末、葱段，爆香；倒入焯过水的彩椒、白灵菇，快速翻炒均匀。淋入少许料酒，翻匀提味，倒入洗净的金银花，加入少许盐、鸡粉，再放入蚝油、生抽，炒匀；倒入适量水淀粉，快速翻炒均匀。

④关火后盛出炒好食材，装入盘中即可。

营养分析

　　金银花具有清热解毒的功效，可治一切热毒病症；白灵菇具有养胃生津、补益提气、清肠补肾、利肝明目的功效，二者搭配有助于调节人体生理平衡，清热排毒，增强机体免疫功能。女性常食此品有助于预防及调理乳腺炎。

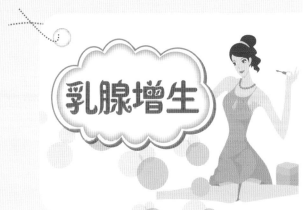

● 乳腺增生是一种乳腺组织既非炎症也非肿瘤的异常增生性疾病，其本质是生理增生与复旧不全造成的乳腺正常结构的紊乱。乳腺增生是女性常见的多发病之一。有很多药材食材都对乳腺增生有很好的食疗作用，因此，女性可通过药膳调理来吃"跑"乳腺增生。

乳腺增生发生原因及其症状

乳腺增生好发于25~45岁的女性，发病原因多与内分泌失调和精神因素有关，绝经期后的妇女患病率较少。乳腺增生主要表现为乳管及腺泡上皮增生，单侧或双侧乳房胀痛或触痛，也可有刺痛或牵拉痛，疼痛常在月经前加剧，经后疼痛减轻，常伴情绪波动而变化。乳房出现肿块，大小不等，形态不一，月经前期肿块增大，质地较硬，月经后肿块缩小，质韧而不硬，活动度较好。乳痛主要以乳房肿块处为甚，常涉及胸胁部或肩背部。有时可有乳头溢液，呈黄绿色、棕色或血性，偶尔会出现无色浆液。

乳腺增患者生日常饮食注意

多进食富含纤维素的食物，如谷类、豆类的皮以及各种蔬菜等，由于膳食纤维可以使脂肪吸收减少，脂肪合成受到抑制，激素水平就会下降，从而有利于乳腺增生的恢复，宜多食含碘的食物，如海藻、海带、干贝、海参等，碘可以刺激垂体前叶黄体生成素，促进卵巢滤泡黄体化，从而使雌激素水平降低，恢复卵巢正常的机能，纠正内分泌失调，消除乳腺增生的隐患；宜低脂、低糖饮食，少食肥肉、甜食等；忌食辛辣刺激性食物。

治疗乳腺增生常用的药材

▶**青皮**：青皮具有疏肝破气、散结消痰的功效。主治乳肿（乳腺炎）、乳癖（乳腺增生）、乳核（乳腺纤维瘤）等症。

▶**香附**：香附气香行散，具有理气解郁、行气活血的功效，主治乳腺增生、脘腹胀痛、月经不调、经行腹痛、闭经等病症。

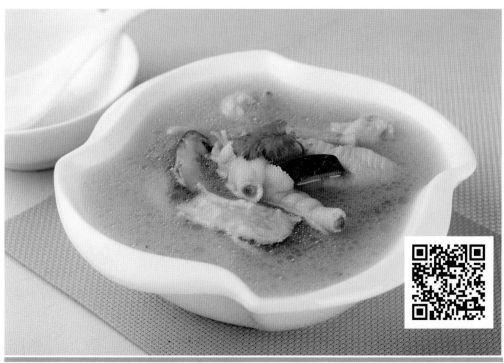

 特别推荐

香附鸡爪汤

| 材料 |

香附5克，当归10克，党参8克，姜片20克，鸡爪300克，水发香菇45克

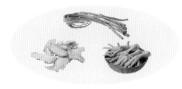

| 调料 |

盐、鸡粉各2克，料酒10毫升

| 做法 |

①将洗净的香菇切成小块。

②洗好的鸡爪切去爪尖，再斩成小块，备用。

③锅中注水烧开，倒入鸡爪块拌匀煮沸，汆去血水。

④捞出汆煮好的鸡爪，待用。

⑤砂锅中注水烧开，倒入备好的药材，撒入姜片。

⑥放入汆过水的鸡爪，加入香菇块。

⑦淋入适量料酒，烧开后用小火煮40分钟。

⑧揭盖，加入少许盐、鸡粉。

⑨用勺拌匀，略煮片刻，至食材入味。

⑩关火后盛出煮好的汤料，装入碗中即可。

营养分析

　　香附气香行散，具有理气解郁、行气活血的功效；当归含有蔗糖、维生素、多种氨基酸，以及钠、钾、钙、镁等成分，具有调经止痛、润燥滑肠的功效，还能促进血红蛋白及红细胞的生成，起到强心补血的作用。此品可调理女性乳腺增生。

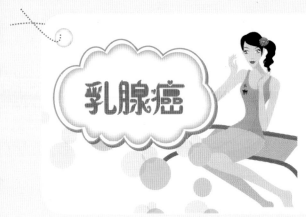

乳腺癌

● 乳腺癌是导管上皮细胞在各种内外致癌因素的作用下，细胞失去正常特性而异常增生，以致超过自我修复的限度而发生癌变的疾病。患了乳腺癌，要有乐观的心态。勇敢对抗乳腺癌，在积极治疗的同时，利用本草进行调养，乳腺癌也不再是噩梦。

乳腺癌患者饮食必知

乳腺癌患者平时要注意饮食健康，饮食宜多样化，避免食用油腻食物，多食一些开胃食品，如山楂糕、泡菜等，以增进食欲；宜多吃具有抗癌作用的食物，如菌类食物、海藻类、绿叶蔬菜、浆果类水果等；宜选择植物油，由于花生油、玉米油、菜籽油和豆油都含有大量的不饱和脂肪酸，可保护绝经期女性免受乳腺癌侵袭的作用，所以平时应有意识地摄入一些植物油；少食肉类，摄入过多的肉类，会导致胆固醇过高而刺激人体分泌更多的激素，从而形成乳房肿块；少食盐，盐和其他含钠元素高的食物，会让女性体内产生更多的体液，增加乳房的不适；忌食辛辣刺激性食物，如辣椒、芥末、桂皮等。忌食油炸、霉变、腌制食品；忌烟、酒、咖啡。

治疗乳腺癌常用的药材、食材

多吃含维生素A、维生素C、维生素E的食品，如大部分绿色蔬菜、水果；常吃含有能抑制癌症作用的食物，如芥蓝、包菜、胡萝卜、油菜、大蒜、鱼等；不吃腌制、烟熏、火烤和油炸的食物；坚持低脂饮食，常吃些鸡蛋、瘦肉及酸奶；应吃富含纤维的食物，可每天喝一杯蜂蜜以保持大便通畅；多吃粗粮杂粮，如糙米、玉米、全麦等；常吃富有营养的干果种籽类食物，如葵花子、芝麻、南瓜子、西瓜子、花生、核桃、杏仁、葡萄干等。也可以选用一些中药制作药膳，如生地，具有清热凉血、养阴生津的功效，对炎性乳腺癌有一定疗效；金银花具有清热解毒的功效，可治一切热性病症，可泡茶饮用；土茯苓具有除湿、解毒、通利关节的功效，可煲汤食用。

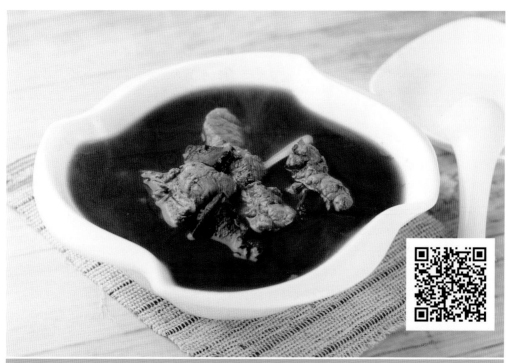

特别推荐 麦冬生地黄炖龙骨

| 材料 |

龙骨段500克，生地黄、熟地黄各25克，姜片20克，天门冬、麦门冬各10克

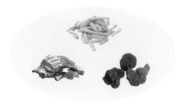

| 调料 |

盐3克，鸡粉2克，料酒15毫升

| 做法 |

① 将洗净的生地黄切片。

② 备好的熟地黄切片。

③ 锅中注水烧开，倒入龙骨段，淋入少许料酒。

④ 搅拌匀，用大火煮约半分钟，汆去血渍后捞出食材，沥干水分，待用。

⑤ 砂锅注水烧开，放入生地、熟地、天冬、麦冬。

⑥ 倒入龙骨段，撒姜片，淋入少许料酒，拌匀提味。

⑦ 煮沸后用小火炖煮约90分钟，至食材熟透。

⑧ 加入少许鸡粉、盐调味转中火略煮，至汤汁入味。

⑨ 关火后盛出炖煮好的龙骨汤，装入汤碗中即可。

营养分析

生地黄具有清热凉血、养阴生津的功效，对炎性乳腺癌有一定疗效。麦冬含有多种甾体皂甙、胡萝卜素、糖类、β-谷甾醇、豆甾醇等成分，有升高白细胞、延长抗体存活时间的作用，可促进抗体、干扰素等免疫物质的产生，故具有防癌抗癌作用。

● 阴道炎症是女性的常见疾病。引起阴道炎的病原体很多，包括细菌、病毒、原虫、念珠菌、衣原体等，临床上最常见的阴道感染主要是由多种细菌引起的细菌性阴道疾病，还有由滴虫和白色念珠菌引起的感染。其中细菌性阴道炎、滴虫性阴道炎、霉菌性阴道炎、老年性阴道炎最为常见。

阴道炎患者饮食宜忌

在饮食方面，阴道炎患者要注意饮食的营养，多吃富含维生素、无机盐、纤维的食物，可以增强身体免疫能力，减少感染机会，如绿叶蔬菜、水果等；多食富含B族维生素食物，如粗粮、奶类、豆类等；治疗期间保持饮食清淡，多饮水，多食蔬菜，可以进食具有一定抗菌作用的食物，如马齿苋、鱼腥草、苋菜等；忌食甜食与油腻食物，这些食物有助湿作用，会增加白带的分泌，影响治疗效果。忌食海鲜等发物，以免助长湿热，加重外阴瘙痒症状；忌辛辣、热性食物，如辣椒、胡椒、茴香、羊肉、狗肉等，以免助热上火，加重炎症。

治疗阴道炎常用药材、食材

马齿苋： 马齿苋具有清热解毒、燥湿止痒、消肿止痛的功效，对湿热下注引起的阴道炎、外阴瘙痒、白带异常等症均有很好的疗效。

车前草： 车前草具有清热解毒、利尿通淋、消炎止血的作用，对湿热下注引起的阴道炎有较好的疗效。

土茯苓： 土茯苓具有清热解毒、通利关节的功效，可用于治疗阴道炎引起的湿热淋浊、带下腥臭黄稠，此外还可用于梅毒、痈肿、瘰疬、疥癣等反复发作的慢性疮疡及肢体拘挛、筋骨疼痛等。

金银花： 金银花具有清热解毒的功效，可治一切热性病症，可与黄柏、苦参等配伍，治疗湿热型阴道炎。此外还可治疗温病发热、热毒血痢、痈疡、肿毒、瘰疬、痔漏等病症。

绿豆： 绿豆具有清热解毒、利尿通淋的功效，可辅助治疗阴道炎、阴道瘙痒以及尿频、尿急、尿痛等尿路感染症状，此外还可消暑止渴、降压降脂、滋补强壮、调和五脏。

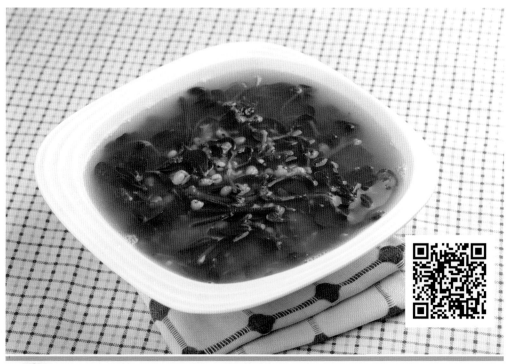

特别推荐

马齿苋绿豆汤

| 材料 |

马齿苋90克，水发绿豆70克，水发薏米70克

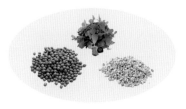

| 调料 |

盐2克，食用油2毫升

| 做法 |

①将洗净的马齿苋切成段。

②砂锅中注入适量清水，用大火烧开。

③倒入泡好的薏米，搅匀。

④放入水发好的绿豆，搅拌匀。

⑤盖上盖，烧开后用小火炖煮30分钟，至食材熟软。

⑥揭盖，放入马齿苋，搅匀。

⑦盖上盖，用小火煮10分钟，至食材熟透。

⑧揭盖，放入适量食用油、盐。

⑨用锅勺拌匀调味。

⑩把煮好的汤料盛出，装入碗中即可。

营养分析

　　马齿苋具有清热解毒、燥湿止痒、消肿止痛的功效，对湿热下注引起的阴道炎、外阴瘙痒、白带异常等症均有很好的疗效。此品在一定程度上可起到治疗阴道炎的作用。

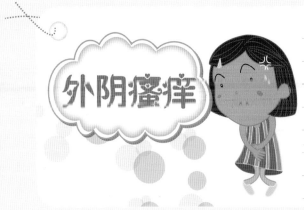

● 外阴瘙痒是女性常见的症状之一，主要发生在阴蒂和小阴唇附近，也可发生在大阴唇、会阴或肛门周围，瘙痒常为阵发性或持续性。如果瘙痒反复发作，可导致外阴皮肤变厚、粗糙，甚至发生皲裂，呈苔藓状。外因瘙痒多发于中年女性。患上外阴瘙痒，治疗要趁早。

外阴瘙痒日常卫生及饮食宜忌

外阴瘙痒患者要注意经期卫生，勤清洗私处，每天用pH4弱酸配方的女性护理液清洗外阴；忌乱用、滥用药物，忌抓搔及局部摩擦；不穿紧身兜裆裤，内裤更须宽松、透气，并以棉制品为宜；不要用热水洗烫，忌用肥皂。

饮食方面要多吃一些含蛋白质和糖类丰富的食物，如奶类、豆类、蛋类、肉类等；多饮水，多吃新鲜的水果和蔬菜，宜常食清热解毒食物，如绿豆、粳米、黄瓜、苦瓜、马齿苋、绿茶等；禁食发物，如鱼类、虾、蟹等，食后会加重阴部的瘙痒和炎症。戒烟戒酒，烟酒刺激性很强，会加重炎症；尽量少吃辛辣、刺激的食物；避免吃油炸、油腻的食物；如油条、奶油、黄油、巧克力等，会助湿增热，增加白带的分泌量，不利于病症的治疗。

治疗外阴瘙痒常用药材、食材

▶**马齿苋**：清热解毒、燥湿止痒，对外阴瘙痒、白带异常有很好的疗效。

▶**黄柏**：清热燥湿、泻火解毒，适于下焦湿热引起的阴道瘙痒、赤白带下。

▶**玉竹**：养阴润燥、除烦止渴，适于肝肾阴虚引起的阴道干燥瘙痒。

▶**苦参**：清热、燥湿、杀虫，适于阴疮湿痒、赤白带下、皮肤瘙痒。

▶**生地**：清热凉血、养阴生津，适于阴虚内热引起的外阴干燥、瘙痒。

▶**薏仁**：清热利湿、健脾补肺，适于湿热下注引起的阴道瘙痒、白带多。

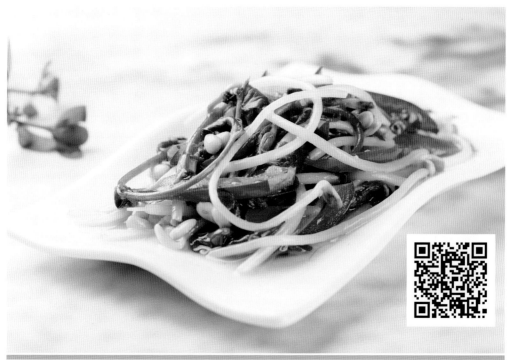

 特别推荐

马齿苋炒黄豆芽

| 材料 |

马齿苋100克，黄豆芽100克，彩椒50克

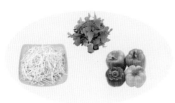

| 调料 |

盐、鸡粉各2克，水淀粉4毫升，食用油适量

| 做法 |

①洗净的彩椒切成条，备用。

②锅中注入适量清水烧开，放入少许食用油。

③倒入洗净的黄豆芽，搅拌匀。

④放入切好的彩椒，煮半分钟，至其断生。

⑤捞出焯煮好的黄豆芽和彩椒，沥干装盘待用。

⑥用油起锅，倒入洗好的马齿苋。

⑦放入焯过水的黄豆芽、彩椒，翻炒片刻。

⑧加入少许盐、鸡粉，炒匀调味。

⑨倒入适量水淀粉，快速翻炒均匀。

⑩关火后将炒好的食材盛出，装入盘中即可。

营养分析

　　马齿苋具有清热解毒、燥湿止痒、消肿止痛的功效；黄豆芽含有维生素E，能保护皮肤和毛细血管，防止动脉硬化，还有利水消肿的作用。二者搭配对湿热下注引起的外阴瘙痒、白带异常等症均有很好的疗效。

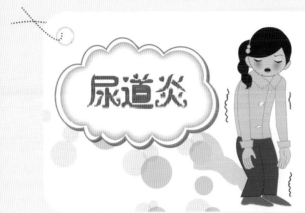

● 临床上通常分为急性和慢性、非特异性尿道炎和淋菌性尿道炎，症状不典型，很多妇女都误以为是妇科病的症状而不重视，常见有：白带增多、外阴微痒、尿轻微灼热、尿道口轻微不适、长时间未发现者可出现双下腹隐痛(与月经周期无关)、月经紊乱等症状。

中医眼中的尿道炎

尿道炎属中医的"淋证"范畴，急性尿道炎多属湿热积于下焦，渗入膀胱所致，所以治疗以清热利湿为主。慢性尿道炎主要由于肾虚而湿浊下注、气化不利所致，治疗在利尿通淋的同时要顾护肾气，改善肾虚功能，提高机体的免疫能力。尿道炎患者应多饮水，每天饮水量最好在2000毫升以上，每2～3小时排尿一次。

尿道炎患者饮食禁忌

在饮食方面，忌助长湿热之品，包括酒类、甜品和高脂肪食物；忌辛辣刺激之物，这些食物可使尿路刺激症状加重，排尿困难。此外，要经常注意阴部的清洁卫生，以免尿道口的细菌进入尿路，而导致尿道炎反反复复。

治疗尿道炎常用药材、食材

 ▶**车前草**：清热解毒、利尿，适于有尿频、尿急、尿痛等尿路感染症状者。

 ▶**绿豆**：清热解毒、利尿通淋，可辅助治疗尿频、尿急、尿痛等症状。

 ▶**通草**：利水化湿，可治疗小便黄炽、涩痛不利、水肿、带下等病症。

 ▶**白茅根**：凉血止血、清热生津、利尿通淋，主治小便淋沥涩痛、尿血。

 ▶**茯苓**：利水渗湿、健脾安神，主治尿频、尿急、尿痛等尿路感染症状。

 ▶**冬瓜**：清热解毒、利水消肿、减肥美容，可辅助治疗尿路感染、水肿。

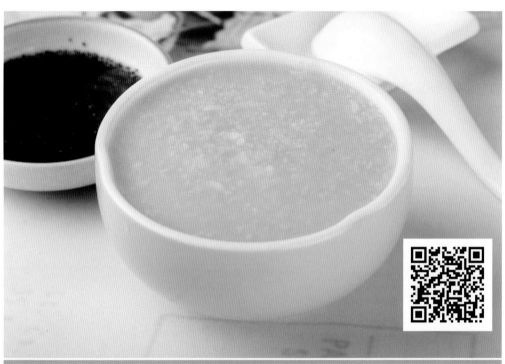

特别推荐 车前子玉米粥

| 材料 |

水发大米120克，玉米碎80克，车前子少许

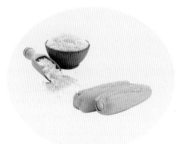

| 做法 |

①将洗净的车前子倒入隔渣袋，制成药材袋。

②锅中注水烧开，放入药材袋。

③盖上盖，煮沸后用中火煮约15分钟。

④揭开盖，捞出药材袋。

⑤将洗净的大米倒入锅中。

⑥再放入玉米碎，拌匀。

⑦盖上盖，用小火煮约30分钟至食材熟透。

⑧揭开盖，搅拌几下。

⑨关火后盛出煮好的粥即可。

营养分析

　　车前子具有利水通淋、清肝明目、渗湿止泻等功效，与玉米、大米同煮成粥，既易于消化，又有利尿作用，有助于尿道炎的治疗。

● 女性内生殖器（包括子宫、输卵管、卵巢）及其周围的结缔组织、盆腔腹膜发生炎症时，统称为盆腔炎。急性盆腔炎常出现下腹疼痛、发烧、寒战、头痛、食欲不振；慢性盆腔炎可能有低热、失眠、周身不适等症状。盆腔炎极大的危害着女性的健康，除了积极药物治疗，饮食也须谨慎。

盆腔炎的预防

①杜绝感染途径，保持会阴部清洁、干燥，每晚用清水清洗外阴，专人专盆。患盆腔炎时白带量多、质黏稠，所以要勤换内裤，不穿紧身、化纤质料的内裤。

②月经期、人流术后及取节育环等妇科手术后，阴道有流血时，一定要禁止性生活，禁止游泳、盆浴、洗桑拿浴。

③要注意观察白带的量、质、色、味。白带量多、色黄稠、有臭味者，说明病情较重，如白带由黄转白，量由多变少，气味趋于正常，说明病情有所好转。

盆腔炎患者的饮食原则

盆腔炎患者要注意饮食调护，发热期间宜食清淡易消化的食物；高热伤津的患者可食用有清热作用的寒凉性食物，但不可冰镇；带下黄赤、质稠量多、有臭味者属湿热证，应忌食辛辣刺激性、煎烤食物；小腹冷痛的患者属寒凝气滞型，可食用姜汤、红糖水、桂圆等温热性食物。

盆腔炎常用中药、食材

▶**马齿苋**：清热解毒、消肿止痛，适于湿热下注引起的急性盆腔炎。

▶**白茅根**：凉血止血、清热利尿，可改善盆腔炎的赤白带下症状。

▶**丹参**：治疗血瘀型慢性盆腔炎的腹部隐痛或刺痛，月经、白带多等症。

▶**红花**：活血通经、去瘀止痛，主治闭经、慢性盆腔炎、产后恶露不尽等。

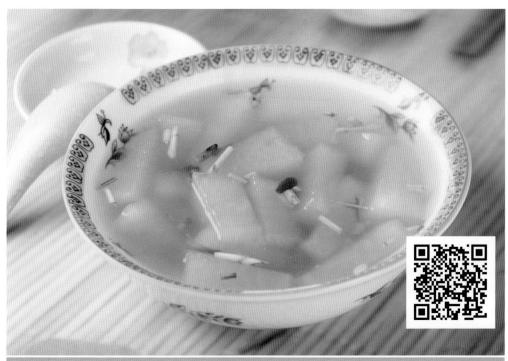

 特别推荐

白茅根冬瓜汤

| 材料 |

冬瓜400克，白茅根15克

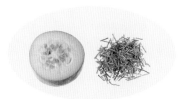

| 调料 |

白糖20克

| 做法 |

①洗净去皮的冬瓜对半切开，改切成条，备用。

②砂锅中注入适量清水烧开。

③放入洗好的白茅根，倒入冬瓜条，拌匀。

④盖上盖，烧开后用小火煮约20分钟。

⑤揭开盖，加入适量白糖，拌匀，煮至溶化。

⑥关火后盛出煮好的粥，装入碗中即可。

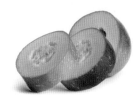

营养分析

　　冬瓜与茅根搭配，具有清热消炎、利尿消肿、瘦身排毒等功效，有助于促进消炎，改善盆腔炎患者的发热、白带多等症状。

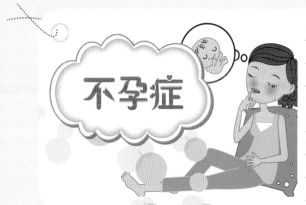

● 生育年龄的女性，婚后同居两年以上，有正常的性生活又未采取避孕措施而不孕者，称为原发性不孕。曾经生育或流产后又未采取避孕措施两年未再受孕，为继发性不孕。婚后有过妊娠，如流产、早产、死产，但未能获得活婴者，称为不育。

中医看不孕症

中医称原发性不孕症为"全不产"，继发性不孕为"断绪"。不孕多因肾虚、肝气郁结、痰湿内阻、淤滞胞宫等原因引起，所以治疗应辩证论证。肾气虚者，以补益肾气、温养冲任为主，为常用方药：毓麟珠；肾阳虚者以温肾暖宫为主，代表方为温胞饮或右归丸；肾阴虚者，应滋肾养血，代表方为养精种玉汤；肝气郁结者，应疏肝解郁，方用开郁种玉汤；痰湿内阻者应燥湿化痰、理气调经；淤滞胞宫者应逐瘀荡胞、调经助孕。

治疗不孕症常用药材、食材

熟地：补肝益肾、滋补阴血、益精填髓，可用于肝肾亏虚引起的不孕症。

川芎：行气开郁、活血止痛，适于气滞血瘀所致月经不调、不孕等症。

龟板：龟甲是指乌龟的腹甲及背甲，具有滋阴补肾、固经止血、养血补心等功效，对肝肾阴虚所致的不孕症有很好的食疗效果。症见阴虚潮热、骨蒸盗汗、头晕目眩、心虚健忘等。

雀肉：麻雀肉具有补肾壮阳、益精固涩的功效，对男女不育不孕均有一定的食疗效果，可促进女性排卵，改善腰膝酸痛、性欲冷淡等症状。

当归：当归具有补血和血、调经止痛、润燥滑肠的功效，多用于治疗月经不调、经闭腹痛、症瘕积聚、崩漏、血虚头痛、眩晕、跌打损伤等症。

海参：海参具有补肾益精、养血润燥、止血的功效，对精血亏损、肾虚所致的不孕患者有很好的食疗作用。可改善患者虚弱劳怯、性欲冷淡、神疲乏力、月经不调等症。

杜仲：杜仲具有补肝肾、强筋骨、安胎气等功效。可用于治疗腰脊酸疼、足膝痿弱、小便余沥、妊娠漏血、胎漏欲堕、胎动不安等。

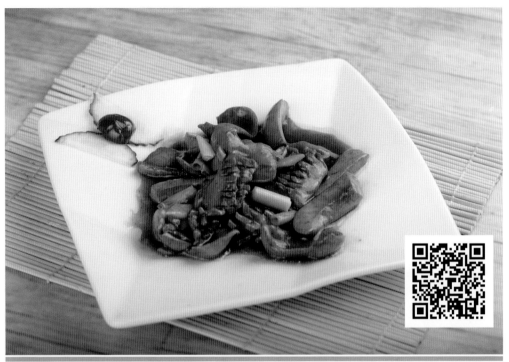

特别推荐

杜仲猪腰

| 材料 |

杜仲10克，猪腰花片200克，姜片、葱段各少许

| 调料 |

料酒16毫升，盐、鸡粉各2克，生抽4毫升，水淀粉4毫升，食用油适量

| 做法 |

①砂锅中注入适量清水，加入洗净的杜仲，煮至沸腾，滤出药汁，待用。

②锅中注水烧开，倒入猪腰，淋入料酒拌匀，煮沸，汆去血水；把汆煮好的猪腰捞出，沥干水分，待用。

③用油起锅，放入姜片爆香，倒入猪腰，略炒；淋入料酒，炒匀提味；倒入药汁，混合均匀。

④放入适量盐、鸡粉，淋入少许生抽，炒匀调味。

⑤加入适量水淀粉，用勺搅拌片刻。

⑥关火后将煮好的汤料盛出装碗，撒上葱段即可。

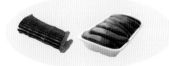

营养分析

　　杜仲含有果胶、维生素、亚油酸、黄酮类化合物等成分，对垂体肾上腺皮质功能有一定的调节作用，有助于改善肾脏功能。此品有助于调整女性不孕。

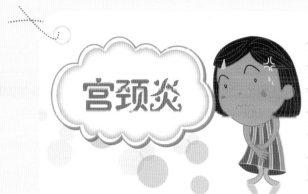

● 子宫颈通过阴道间接与外界相通，既是生殖生理功能和生殖内分泌功能的重要器官，又是预防阴道内病原体侵入子宫腔的重要屏障。子宫颈一旦受到感染时，就会形成宫颈炎。宫颈炎是育龄期女性的妇科常见病、多发病之一，分为急性与慢性两种。

宫颈炎患者饮食宜忌

已得宫颈炎的患者饮食应注意营养，多食富含维生素、纤维素的食物，可增强身体免疫力，减少感染机会；保持饮食清淡，多饮水，多食蔬菜；多进食一些具有消炎抗菌作用的食物，如大蒜、马齿苋、油菜、芥菜、苦瓜等；忌甜食与油腻食物，这些食物会增加白带的分泌，影响治疗效果；忌辛辣刺激性食物，忌海鲜等发物以及羊肉、狗肉等燥热性食物，这些食物都会加重宫颈红肿、糜烂等炎症反应，影响病情恢复。

治疗宫颈炎常用药材、食材

马齿苋：具有清热解毒、燥湿止痒、消肿止痛的功效，对湿热下注引起的阴道炎、宫颈炎、白带异常等症均有很好的疗效。

败酱草：可清热、利湿、解毒，治宫颈炎、阴道炎、阑尾炎、痢疾、尿路感染、盆腔炎、附件炎、痈肿疔疮等各种炎症。

黄柏：具有泻火燥湿、解毒杀虫的功效，可与苦参、白芨、丹参等配伍，对宫颈炎、阴道炎疗效好，内服以及冲洗阴道和宫颈均有较好的效果。

苍耳子：具有祛风散热、解毒杀虫的功效，内服或外洗均对宫颈炎有一定的疗效，可治感冒、头风、鼻炎、目赤以及疔疮、皮肤瘙痒等各种皮肤病症。

荠菜：有止血解毒、健脾利水的功效，对阴道炎、尿道炎、宫颈炎以及糖尿病性白内障均有食疗作用。

大蒜：具有杀菌消炎、燥湿止痒的功效，对宫颈炎、阴道炎、肠炎、痢疾等炎症均有很好的食疗作用，常食还能防癌抗癌。

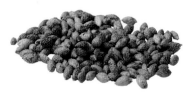

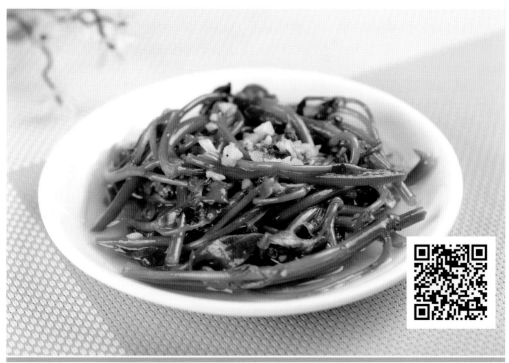

蒜蓉马齿苋

| 材料 |

马齿苋300克，蒜末150克

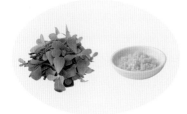

| 调料 |

盐3克，白糖2克，鸡粉、食用油各适量

| 做法 |

①将马齿苋摘洗干净，沥干水分备用。

②用油起锅，倒入蒜末，爆香。

③倒入洗净的马齿苋，炒匀。

④加入盐、鸡粉、白糖。

⑤用锅铲炒匀调味。

⑥将炒好的马齿苋盛出装盘即可。

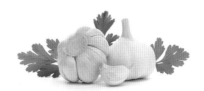

营养分析

马齿苋具有清热解毒、燥湿止痒、消肿止痛的功效，对湿热下注引起的阴道炎、宫颈炎、白带异常等症均有很好的疗效。马齿苋还对肠道传染病，如肠炎、痢疾等，几乎药到病除，有较高的疗效。患有宫颈炎的女性宜常食。

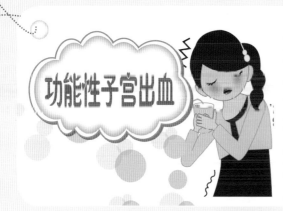

● 功能性子宫出血主要症状为月经周期紊乱，经期长短不一，出血量时多时少，经血淋漓不止，或者在月经期后又会出现不规则的阴道流血，并伴有面色苍白、头晕无力等症状，按发生年龄，可分为青春期、生育期及更年期功血。按卵巢有无排卵，可分为无排卵性功血及有排卵性功血。

功能性子宫出血患者饮食宜忌

在饮食方面，功能性子宫出血患者应多食含铁丰富的食物，如动物内脏、乌鸡、红枣、桂圆等，可改善因出血过多引起的贫血症状；补充优质蛋白质，多吃牛奶、鸡蛋、瘦肉等，这些食物不仅含有人体所需的必需氨基酸，还含有丰富的维生素A、B族维生素，这些均是治疗贫血的重要物质；多吃些新鲜蔬菜和水果，这些食物中富含多种维生素和微量元素，可增强患者体质，增强抵抗力；忌食肥肉、甜食、巧克力等肥腻不易消化之品。忌吃辛辣刺激性的调味料，如辣椒、胡椒、花椒等，否则会增加出血量。

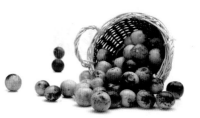

治疗功能性子宫出血的药材、食材

丹参：丹参具有止血祛瘀、安神宁心、排脓止痛的功效，主要用于治疗心绞痛、月经不调、痛经、经闭、子宫出血、血崩带下、瘀血腹痛、骨节疼痛、惊悸不眠等症。

槐花：槐花具有凉血止血、清肝泻火的功效，其苦寒之性较强，长于清肝泻火、清热凉血，多用于治疗血热妄行、肝热目赤、头痛眩晕、疮毒肿痛等病症。

三七：三七具有止血、散瘀、消肿的功效，主要用于治疗吐血、咳血、衄血、便血、血痢、崩漏症瘕，产后血晕、恶露不下、跌扑瘀血、外伤出血、痛肿疼痛等病症。

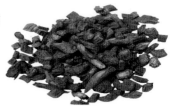

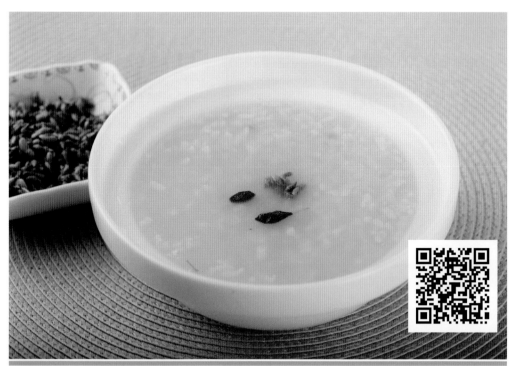

特别推荐

槐花粥

| 材料 |

水发大米170克，槐花10克

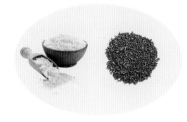

| 调料 |

冰糖15克

| 做法 |

①砂锅中注入适量清水烧开，倒入洗净的槐花。

②烧开后用小火煮约10分钟，至散出香味。

③捞出槐花与杂质，再倒入洗净的大米，搅拌匀。

④煮沸后用小火煲煮约30分钟，至米粒熟透。

⑤揭盖，加入适量冰糖，搅拌匀。

⑥转中火续煮一会儿，至糖分溶于米粥中。

⑦关火后盛出煮好的槐花粥。

⑧装入汤碗中，待稍微冷却后即可食用。

营养分析

　　槐花具有凉血止血、清肝泻火的功效；大米有润燥养血、健脾益胃的作用。二者搭配食用是功能性子宫出血患者的食疗佳品。

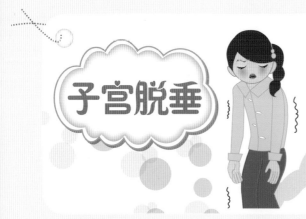

子宫脱垂

● 子宫脱垂，医学上是指子宫从正常位置沿以阴道下降，宫颈外口达坐骨棘水平以下，甚至子宫全部脱出于阴道口以外。中医认为子宫脱垂主要由于中气不足或肾气亏虚冲任不固，带脉失约而不能升托子宫，导致子宫下垂，主要分为气虚证以及肾虚证两个证型。

子宫脱垂患者日常饮食宜忌

子宫脱垂患者应多食高蛋白食物，如瘦肉类、鸡、蛋类、鱼类、豆制品等，蛋白质是机体组织修复不可缺少的营养素，能加强肌肉的弹性；多食具有补气、补肾作用的食物，如山药、大枣、莲子、乌鸡、牛肉、猪肚等。忌食会引起下坠的寒性水产品，蚌肉、田螺、田鸡等水产品性寒，食用后会伤脾胃，或造成子宫虚冷下滑；忌食燥热性食物，如羊肉、狗肉、红参等；忌辛辣刺激性食物，如辣椒、葱、大蒜、韭菜、花椒、酒等，这些食物会使得脱出的子宫充血、红肿，引起局部炎症或糜烂。

治疗子宫脱垂常用的药材、食材

黄芪：黄芪具有补气健脾、利尿、排脓敛疮、生肌的功能，可用于慢性衰弱、中气下陷所致的脱肛、子宫脱垂、内脏下垂、崩漏带下等病症。

党参：党参具有补中益气、健脾益肺的功效，可用于治疗气血不足、脾肺虚弱、子宫脱垂、气短心悸、食少、虚喘咳嗽、血虚萎黄、便血等常见病症。

莲子：清心醒脾、补脾止泻、安神明目、健脾补肾、止泻固精，对脾肾亏虚引起的子宫脱垂有一定食疗作用；还可治疗心烦失眠、脾虚久泻、大便溏泄、久痢、腰疼、男子遗精、妇人赤白带下、早产、流产、孕妇腰酸等症。

乌鸡：乌鸡具有补肾养血、益气补虚的功效，是补养身体的上好佳品，对女性月经不调、白带过多以及子宫脱垂等虚损病均有较好的疗效。

白术：白术有健脾益气、燥湿利水、止汗、安胎的功效，常用于脾胃气弱、内脏下垂、倦怠少气虚胀腹泻、水肿、黄疸、小便不利、自汗、胎气不安等病症的治疗。

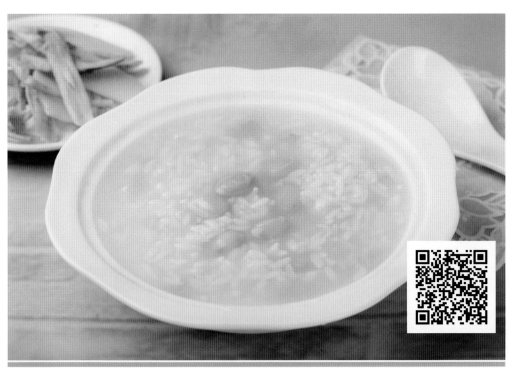

特别推荐

黄芪扁豆党参粥

| 材料 |

水发大米150克，水发扁豆100克，黄芪、姜片各20克，党参15克

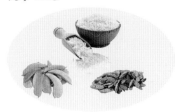

| 调料 |

盐少许

| 做法 |

①砂锅中注入适量清水烧开，倒入备好的姜片，放入洗净的黄芪、党参。

②用中火煮约3分钟，至药材析出有效成分。

③揭盖，捞出锅中的材料及杂质，放入洗净的扁豆。

④倒入洗好的大米，快速搅拌匀，至材料散开。

⑤烧开后用小火煲煮约30分钟，至米粒熟透。

⑥揭盖，加入少许盐调味。

⑦转中火续煮一会儿，至米粥入味。

⑧关火后盛出煮好的粥，装入碗中即可。

营养分析

黄芪、党参均具有滋补气血的功效；扁豆含有蛋白质、脂肪、维生素B$_1$、维生素B$_2$、维生素C、糖类及钙、磷、铁、钾、食物纤维等营养成分，有健脾益气、化湿消暑之功效。患有子宫脱垂的女性可经常食用此粥。

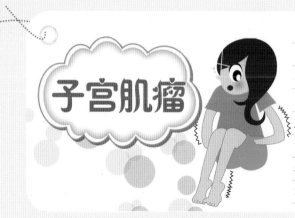

子宫肌瘤是女性生殖系统中最常见的良性肿瘤，其确切病因尚不清楚，可能与体内雌激素紊乱有关，多发生于30~50岁的女性。子宫肌瘤由平滑肌和结缔组织所构成，为单个或多个大小不一的球形、实性、质硬的肿块，小者直径仅有数毫米，大者可充满整个腹腔。

子宫肌瘤易发人群

子宫肌瘤越来越青睐三四十岁的中年女性，特别是未育、性生活失调和性情抑郁这三类女性。未育女性得不到孕激素及时有效的保护，易发生激素依赖性疾病，子宫肌瘤就是其中之一；夫妻间正常的性生活刺激，可促进人体激素正常分泌，而长期性生活失调，容易引起激素水平分泌紊乱，导致盆腔慢性充血，诱发子宫肌瘤；女性自身的抑郁情绪，易使雌激素分泌量增多，且作用加强，有时可持续几个月甚至几年，这同样是子宫肌瘤产生的重要原因。

中医范畴中的子宫肌瘤

子宫肌瘤在中医中属"症瘕"的范畴，指女性下腹有结块，或胀、或满、或痛或异常出血者。病因病机主要有气滞血瘀、湿热瘀阻、痰湿瘀结、肾虚血瘀等。所以治疗以行气活血化瘀、清热利湿化瘀、化痰活血消瘀、补肾活血散结为主要原则。但是在施治中应注意："衰其大半而止"，不可一味地猛攻，以免损伤元气。

治疗子宫肌瘤常用的药材

▶**当归**：当归具有活血化瘀、调经止痛、润燥滑肠的功效。

▶**川芎**：川芎具有行气开郁、祛风燥湿、活血止痛的功效。

▶**莪术**：莪术具有破血化瘀、消积止痛的功效。

▶**桃仁**：桃仁具有破血行瘀、润燥滑肠的功效。

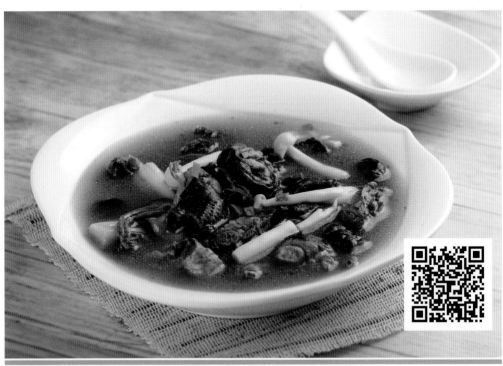

 特别推荐

菌菇无花果炖乌鸡

| 材料 |

水发茶树菇50克，鲜香菇60克，白玉菇80克，乌鸡500克，无花果30克，姜片20克，葱花少许

| 调料 |

盐、鸡粉各2克，料酒16毫升

| 做法 |

①洗净的白玉菇切成段；洗好的茶树菇切去老茎，再切成段；洗净的香菇切成片。

②处理好的乌鸡斩件，再斩成小块。

③锅注水烧开，倒入鸡块搅散煮沸，加料酒汆血水。

④把汆煮好的鸡块捞出，沥干水分，待用。

⑤锅中注水烧开，倒入鸡块，放入无花果、姜片。

⑥加入香菇、茶树菇、白玉菇拌匀，淋入适量料酒。

⑦烧开后用小火煮30分钟。揭开盖，放入适量盐、鸡粉，用勺搅匀调味。

⑧关火后盛出汤料，装碗，撒上葱花即可。

| 营养分析 |

　　无花果有健胃润肠、滋阴咽喉、防癌抗癌、催乳的功效、对各种癌症均有较好的食疗作用。此品可调理子宫肌瘤。

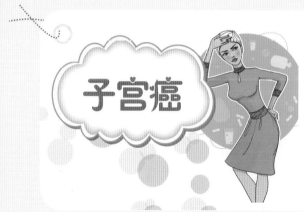

子宫癌

●子宫癌是发生在子宫部位的一系列恶性肿瘤，最为常见的子宫内出现的癌症是子宫内膜癌和子宫颈癌。这两种癌症的病变细胞不同，在治疗上存在差异。子宫癌的高发者包括初潮早、晚绝经的绝经后妇女；肥胖症、糖尿病或高血压患者；未育不育者；月经不规则，或子宫内膜增殖者。

子宫癌患者的饮食宜忌

在饮食上，子宫癌患者宜多吃具有抗癌作用的食物，如菌类食物、海藻类、绿叶蔬菜、浆果类水果等；宜选择植物油，由于玉米油、花生油、菜子油、大豆油都含有大量的不饱和脂肪酸，可保护绝经期女性免受子宫内膜癌侵袭的作用；多摄取高钙食物，如奶类、排骨汤、豆制品、鱼类等，有研究表明，每日摄取高钙食物，会比摄取不足的人降低子宫癌的发生率；忌食辛辣刺激性食物，如辣椒、芥末、桂皮等；忌烟、酒、咖啡，这些食物会加重子宫内膜癌症状，加重子宫脓血性排液症状；忌食油炸、霉变、腌制食品，这些食物都含有致癌物质，会加重癌变。

治疗子宫癌常用的药材、食材

三七： 具有止血、散瘀、消肿、镇痛的功效。主要用于治疗各种出血症、崩漏、产后血晕、恶露不下、跌打瘀血、外伤出血、痈肿疼痛等病症。

鱼腥草： 具有清热解毒、利尿消肿的功效。主治肺炎、热痢、水肿、淋病、白带、痈肿、痔疮、湿疹等。

无花果： 有健胃润肠、滋阴利咽、防癌抗癌、催乳的功效，对各种癌症均有较好的食疗作用。

土茯苓： 具有去湿、解毒、通利关节的功效，主要用于治疗反复发作的慢性疮疡。还可用于治疗湿热淋浊、带下、痈肿、子宫癌、疥癣、梅毒及肢体拘挛、筋骨疼痛等。

丹参： 具有活血化瘀、安神宁心、排脓、止痛的功效。主要用于治疗恶疮肿毒、心绞痛、月经不调、痛经、闭经、血崩带下、瘀血腹痛、骨节疼痛、惊悸不眠等病症。

四季豆拌鱼腥草

| 材料 |

四季豆200克，彩椒40克，鱼腥草120克，干辣椒、花椒、蒜末、葱花各少许

| 调料 |

盐3克，鸡粉2克，白醋3毫升，辣椒油3毫升，白糖4克，食用油适量

| 做法 |

①洗好的四季豆切成段；洗净的彩椒切开，去籽，切成丝；洗好的鱼腥草切成段，备用。

②锅中注入适量清水烧开，倒入少许食用油、盐，放入切好的四季豆，搅拌匀，煮2分钟。

③倒入鱼腥草、彩椒，再煮半分钟，食材捞出沥水。

④油起锅，放入干辣椒、花椒，爆香，盛出花椒油。

⑤将焯煮好的食材装入碗中，放入蒜末、葱花，倒入炒制好的花椒油，放入适量盐、鸡粉、白醋、辣椒油、白糖，搅拌至食材入味。

⑥盛出拌好的食材，装入盘中即可。

营养分析

鱼腥草含有蛋白质、钙、磷、亚油酸、槲皮素、鱼腥草素、月桂醛等营养成分，有败毒抗癌、利水消肿、益气养阴等功效。鱼腥草素能增强白细胞的吞噬能力并提高血清备解素，以调节机体对肿瘤的防御因素与非特异性免疫力。

● 先兆流产是指在妊娠早期出现的阴道少量出血，时下时止，伴有轻微下腹痛和腰酸的一种疾病。主要是因为孕妇体质虚弱，或过度劳累、外伤（包括不当的阴道内诊、性交）所致，可能导致流产，也有可能经过适当治疗后继续妊娠。相当于中医学的"胎漏下血"、"胎动不安"。

中医论先兆流产及孕妇日常饮食宜忌

中医认为先兆流产的发生主要是冲任不固，不能摄血养胎所致。因冲为血海，任主胞胎，冲任之气固摄，则胎有所载，元有所养，其胎便可正常生长发育。反之，则易发生胎漏，胎动不安等病。中医将先兆流产分为气血虚弱、肾虚、血热、外伤等四种类型，所以治疗本病以调理冲任、固摄安胎为主，根据患者所属证型，佐以补益气血、补肾安胎、凉血止血。

先兆性流产后患者的身体比较虚弱，需要多注意休养，饮食上也要注意以温补和易于消化为主，可以多吃些含有丰富蛋白质和维生素的食物，如鱼类、肉类、蛋类等；多食富含各种维生素及微量元素、易于消化的食品，如各种蔬菜、水果、豆类、蛋类、肉类等。胃肠虚寒者，慎服性味寒凉的食品，如绿豆、白木耳、莲子等；体质阴虚火旺者，慎服雄鸡、牛肉、狗肉、鲤鱼等易使人上火的食品。多食富含膳食纤维的食物，以加强肠胃蠕动功能，避免腹胀以及便秘，便秘的孕妇禁止用泻药通便，如大黄、番泻叶等。

治疗先兆流产常用的药材

杜仲： 具有补肝肾、强筋骨、安胎气等功效，可用于治疗妊娠漏血、胎动不安、腰脊酸疼、足膝痿弱、小便余沥等症。

菟丝子： 具有滋补肝肾、固精缩尿、安胎、明目、止泻的功效，可用于腰膝酸软、肾虚胎漏、胎动不安、脾肾虚泻、遗精、消渴、尿有余沥、目暗等症。

阿胶： 常用的补血良药，具有滋阴润燥、补血、止血、安胎的功效，可用于治疗血虚引起的胎动不安、胎漏下血症，还可治疗眩晕、心悸失眠、月经不调及各种出血症。

艾叶： 具有理气血、逐寒湿、温经、止血、安胎的功效，可用于治疗虚寒型胎动不安、滑胎下血、心腹冷痛等症。

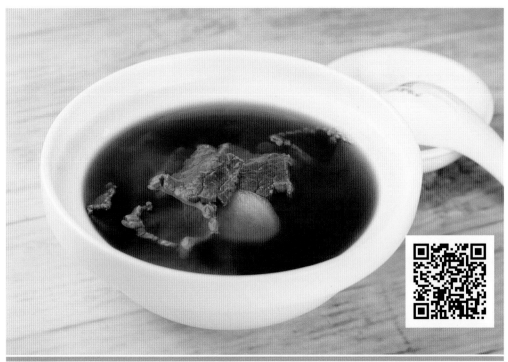

阿胶牛肉汤

特别推荐

| 材料 |

阿胶8克，姜片25克，牛肉150克

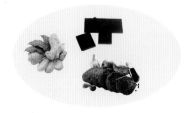

| 调料 |

米酒15毫升，盐2克

| 做法 |

①洗净的牛肉切成片。

②锅中注入适量清水烧开，倒入切好的牛肉，拌匀，煮至沸，汆去血水。

③把汆煮好的牛肉捞出，沥水，装入盘中，待用。

④砂锅中注入适量清水烧开，倒入牛肉片。

⑤放入姜片，淋入适量米酒。

⑥盖上盖，烧开后用小火煮40分钟，至食材熟透。

⑦揭开盖子，放入阿胶，搅拌匀，煮至溶化。

⑧放入少许盐，拌匀调味。

⑨关火后盛出锅中食材，装入碗中即可。

营养分析

　　阿胶含有肌酸、脲酸、维生素、嘌呤碱、游离氨基酸，以及葡萄糖、半乳酸、甘露糖等单糖以及糖原等营养成分，有补血滋阴、润燥、止血的功效。此品可调理先兆流畅。

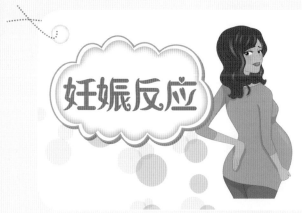

●妊娠反应属于中医内 "妊娠恶阻"的范畴，是妊娠期多发病，常见于年轻的初产妇。是指妊娠早期出现的恶心呕吐、头晕倦怠，甚至食入即吐的症状。若妊娠早期仅有恶心择食、头晕，或晨起偶有呕吐者，为早孕反应，不属病态，一般3个月后逐渐消失。

妊娠反应患者饮食宜忌

在饮食方面，宜调配饮食，饮食宜清淡、易消化，鼓励患者进食，宜采取少量多餐的进食原则；多食具有健脾胃、止呕吐功效的食物，如砂仁、生姜、白扁豆、猪肚、鲫鱼等；忌食肥甘厚味以及辛辣刺激性食物，如肥肉、辣椒、胡椒等；忌食生硬、难消化的食物，如糯米饭、玉米、坚果等，这些食物食后易胀气，会加重身体不适感。

缓解妊娠反应常用的药材、食材

生姜： 有发表、散寒、止呕、开痰的功效，常用于脾胃虚寒、食欲减退、恶心呕吐，或痰饮呕吐、胃气不和的呕吐等病症。

陈皮： 具有理气健脾调中、行气消食的功效，对妊娠期孕妇厌食、呕吐、食后腹胀、恶心有一定的疗效。

黄芪： 有补气健脾、化气利尿、托毒敛疮的功效。可用于脾胃气虚所致的厌食、厌油腻、食少腹胀、恶心呕吐等症，还可用于表虚自汗、糖尿病等。

豆蔻仁： 有行气暖胃、消食除胀、宽中止呕的功效。常用于治疗气滞、食滞、胸闷、腹胀、嗳气、噎膈、吐逆、反胃、呕吐疟疾等病症，治疗呕吐症常与砂仁配伍同用。

砂仁： 具有行气调中、和胃醒脾的功效。主治腹痛痞胀、食少腹胀、噎膈呕吐、寒泻冷痢、妊娠胎动不安。砂仁常与厚朴、枳实、陈皮等配合，治疗胸脘胀满、腹胀食少、厌食、呕吐等病症。

白扁豆： 具有健脾化湿、和中止呕等功效。常用于脾胃虚弱、食欲不振、大便溏泻、暑湿吐泻、胸闷腹胀等肠胃不适症。

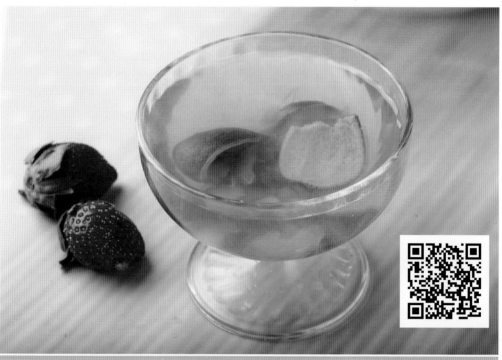

 山楂陈皮茶

| 材料 |

鲜山楂50克，陈皮10克

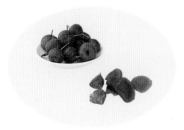

| 调料 |

冰糖适量

| 做法 |

①将洗净的山楂去除头尾，再切开。

②去除果核，把果肉切成小丁块，备用。

③砂锅中注入适量清水烧开。

④撒上洗净的陈皮，倒入切好的山楂。

⑤盖上盖，用小火煮15分钟。

⑥揭盖，加入适量冰糖，搅拌匀。

⑦用中火续煮一小会儿，至糖分完全溶化。

⑧关火后盛出煮好的陈皮茶，装入茶杯中即成。

营养分析

　　陈皮具有理气健脾调中、行气消食的功效，对妊娠期孕妇厌食、呕吐，食后腹胀、恶心有一定的疗效；山楂有增强机体免疫力、延缓衰老的作用。此品可调理妊娠反应。

产后腹痛

● 产妇在产褥期内，发生与分娩或产褥有关的小腹疼痛，称为产后腹痛。若因瘀血引起的产后腹痛称为"儿枕痛"。孕妇分娩后，由于子宫的收缩恢复作用，下腹部会呈阵发性及节律性疼痛，多于产后1~2日出现，持续2~3天自然消失。

产后腹痛患者日常饮食宜忌

　　产后腹痛最早载于汉代《金匮要略》，指出产后腹痛证分为血虚里寒、气血郁滞、瘀血内结虚实不同的治疗方法，其所创的当归生姜羊肉汤、枳实芍药散、下瘀血汤一直为后代医家所沿用。中医认为，产后腹痛的主要病机为气血亏虚或瘀血阻滞导致气血运行不畅，不荣则痛或不通则痛，所以治疗当以补益气血或活血化瘀为主。

　　产后患者身体多虚弱，因此饮食要保证营养全面，多食高蛋白食物，如瘦肉类、鱼类、蛋类、奶类，还要摄入足够的新鲜蔬菜、水果，有利于身体的恢复；多摄入具有补益气血以及活血化瘀的食物，如乌鸡、红米、羊肉、当归、山楂、米酒等；饮食宜清淡，忌食辛辣刺激性食物，如辣椒、花椒、咖啡、浓茶等；忌甜食，如果糖、巧克力等，这些食物对产后腹痛的恢复不利。

治疗产后腹痛常用的药材、食材

▶**当归：**当归具有补血活血、调经止痛、润燥滑肠的功效。

▶**川芎：**行气开郁、祛风燥湿、活血止痛，治风冷头痛眩晕、难产等症。

▶**肉桂：**肉桂具有补元阳、暖脾胃、除积冷、通血脉的功效。

▶**三七：**三七具有止血、散瘀、消肿的功效，主治疗产后腹痛。

▶**桃仁：**桃仁可破血行瘀、润燥滑肠，主治产后瘀血腹痛、闭经等症。

▶**羊肉：**凡肾阳不足、腰膝酸软、腹中冷痛、虚劳不足者皆可食用。

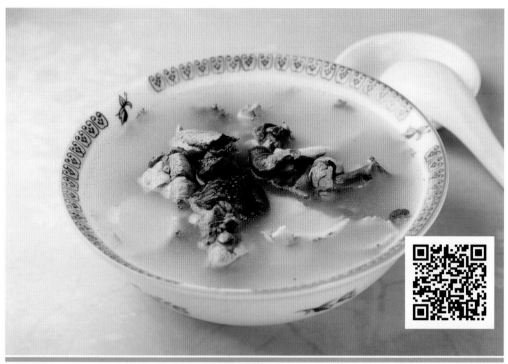

当归三七炖鸡

特别推荐

| 材料 |

乌鸡块500克，姜片20克，当归10克，三七8克

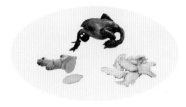

| 调料 |

盐3克，鸡粉2克，料酒7毫升

| 做法 |

①锅中注入适量清水烧开，倒入洗净的乌鸡块，搅拌匀，淋上少许料酒。

②用大火煮约半分钟，去除血渍，捞出氽煮好的乌鸡块，沥干水分，待用。

③锅中注水烧开，倒入氽过水的乌鸡块。放入姜片、当归、三七，搅拌匀，再淋入适量料酒提味。

④煮沸后用小火煮约30分钟，至食材熟透。

⑤加入少许鸡粉、盐调味，转中火煮至汤汁入味。

⑥关火后盛出煮好的乌鸡汤，装入汤碗中即成。

营养分析

　　当归具有补血活血、调经止痛、润燥滑肠的功效；三七含有黄酮类化合物、氨基酸、皂苷及纤维素、半纤维素、果聚糖、树胶等营养成分，有和营止血、通脉行瘀的作用。产后腹痛女性可适量服用此品。

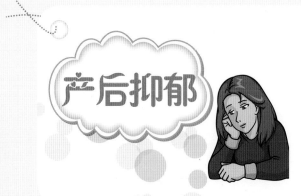

● 产后抑郁，西医学称之为"产褥期抑郁症"，是以产妇在分娩后出现情绪低落、精神抑郁为主要症状的病症，是产褥期精神综合征中最常见的一种类型。本病一般在产后一周开始出现症状，产后4~6周逐渐明显，平均持续6~8周，甚至长达数年。

产后抑郁产生原因及患者日常饮食宜忌

　　产后抑郁症多与产褥期生理病理有关。产后多虚多瘀，血虚则不养心，心神失养，或过度忧愁思虑，损伤心脾；或瘀血停滞，上攻于心；或情志所伤，肝气郁结，肝血不足，发为本病。所以治疗本病当从补益心脾、活血化瘀、疏肝解郁等方面着手。

　　饮食宜营养全面，多摄入蛋白质以及维生素较多的食物，如肉类、蛋类、奶类以及新鲜蔬菜和水果，有利于产妇产后体质的恢复；多食具有疏肝解郁、养心安神的食物，如玫瑰花、乳鸽、金针菇、佛手瓜、莲子、大豆、大枣等；饮食以清淡，忌食辛辣刺激性食物，如辣椒、芥末、胡椒等；忌食咖啡、浓茶等食物，因咖啡中含有咖啡因，茶中富含茶碱等成分，能兴奋中枢神经，会加重患者失眠、焦虑等症状。

治疗产后抑郁常用的药材、食材

▶**玫瑰花**：具有理气解郁、和血散瘀的功效，可治产后抑郁、肝胃气痛。

▶**郁金**：具有行气活血、疏肝解郁、清热凉血的功效。

▶**白芍**：具有养血柔肝、缓中止痛、敛阴收汗的功效，可治产后忧郁症。

▶**香附**：气香行散，可升可降，具有理气解郁、调经止痛的功效。

▶**佛手**：具有舒肝解郁、理气和中、化痰止咳的功效。

▶**酸枣仁**：具有养肝解郁、宁心安神的功效，用于产后抑郁、心烦失眠。

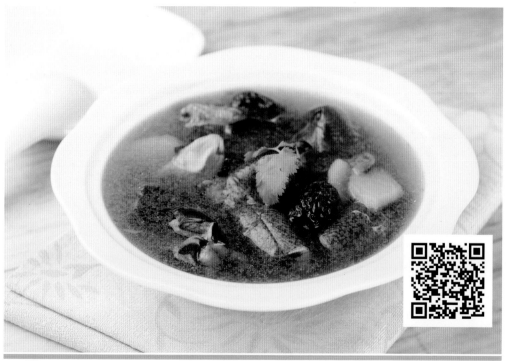

特别推荐

郁金红枣鳝鱼汤

| 材料 |

红枣25克，郁金10克，延胡索10克，姜片20克，鳝鱼200克

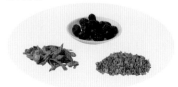

| 调料 |

鸡粉、盐各2克，料酒10毫升

| 做法 |

①处理干净的鳝鱼斩成小块，备用。

②锅中注水烧热，倒入鳝鱼块，搅散，汆去血水。

③捞出汆煮好的鳝鱼，沥干水分，备用。

④砂锅中注水烧开，放入姜片、红枣，加入备好的郁金、延胡索。

⑤用小火煮15分钟，至药材析出有效成分。

⑥倒入汆过水的鳝鱼，淋入适量料酒。

⑦用小火续煮20分钟，至食材熟透。

⑧放入少许鸡粉、盐拌匀，略煮片刻，至食材入味。

⑨关火后盛出煮好的汤料，装入碗中即可。

营养分析

郁金具有行气活血、疏肝解郁、清热凉血的功效；红枣是保护肝脏的营养剂，能促进肝脏合成蛋白，增加血清红蛋白与白蛋白含量，常食红枣还能补脾和胃，益气生津，增强免疫力。此品有助于调理产后抑郁。

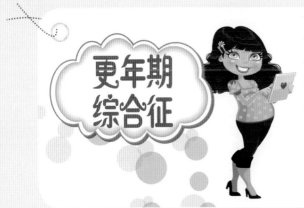

● 更年期又称为围绝经期，是指女性绝经前后的一段时间，包括绝经前期、绝经期、绝经后期。女人40岁后进入围绝经期，也就是更年期的前奏，此时卵巢功能开始逐渐衰退，经过10年左右，卵巢功能几乎完全消失。更年期是女人由成熟走向衰老的过度阶段。

更年期女性日常注意事项

对于更年期的女性来说，在日常生活中应均衡地摄取各种营养素及含天然植物性雌激素的豆类蛋白，减少动物性脂肪的摄入，多吃蔬菜水果及补充适量维生素，适度地运动以维持理想的体重，保证充足的睡眠和规律的生活，减少情绪不安及压力，避免烟酒等物质的刺激，可以使皮肤的新陈代谢维持在良好的状态。女性在更年期除了注意调节精神、心理及卫生外，合理膳食也十分重要。B族维生素对维护神经功能，促进消化，预防头痛、头晕，保持记忆力等大有神益，小米、麦片、玉米等粗粮及蘑菇、香菇等菌类食物中含较丰富的B族维生素，更年期女性应适当多吃。此外，要少吃盐，避免吃刺激性食物，如酒、咖啡、浓茶、胡椒等。

对更年期女性有益的食物

▶**甲鱼**：含有丰富的营养素，具有滋阴凉血、补虚调中的功能。

▶**银耳**：有润肺止咳、生津滋阴、益气和血、健脑强心的作用。

▶**木瓜**：含丰富维生素C，具有延缓衰老、治疗便秘、防治癌症等功效。

▶**燕窝**：有滋阴润燥、益气养心、填精补髓、养血补血的功效。

▶**豆腐**：能将女性更年期的潮热反应减少到最低程度，亦适合骨质疏松者吃。

▶**百合**：具有润肺、补虚、安神的作用，也是一种滋补的佳品。

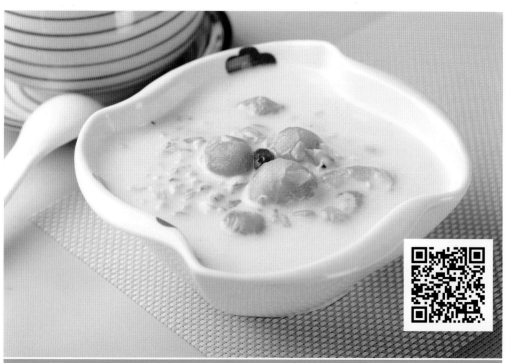

桂圆麦片粥

| 材料 |

燕麦片90克，桂圆肉45克，牛奶200毫升

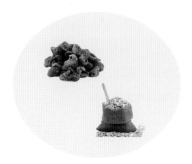

| 做法 |

①砂锅中注入适量清水烧开，倒入燕麦片，放入洗好的桂圆肉。

②盖上盖，用小火煮约30分钟至食材熟透。

③揭盖，倒入适量牛奶，拌匀煮沸。

④关火后盛出煮好的麦片粥，装入碗中即可。

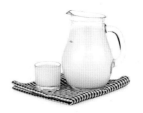

营养分析

　　桂圆与燕麦搭配煮粥，可补充蛋白质、淀粉及多种维生素、矿物质，有养血安神、健脾利胃、润肤美容等作用。又因为燕麦中含有较多的膳食纤维，有助于预防和缓解预防肥胖、高脂血症、高血压等更年期常见问题。

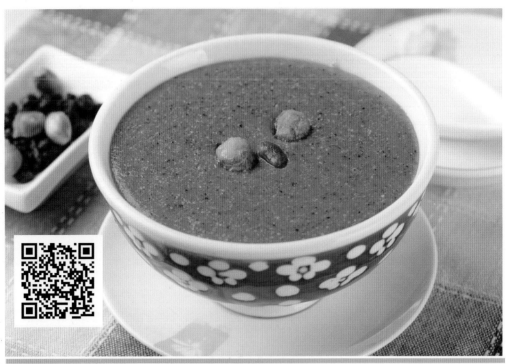

特别推荐

桂圆花生黑米糊

▌材料▌

水发大米120克，水发花生米90克，水发黑米80克，桂圆肉25克

▌调料▌

白糖20克

▌做法▌

①取榨汁机，选择搅拌刀座组合，把大米、花生、黑米倒入搅拌杯中。

②加入适量水，盖上盖，选择搅拌功能，搅成浆汁。

③把搅拌好的米浆倒入碗中，待用。

④砂锅中注入适量清水，放入洗净的桂圆肉。

⑤盖上盖，烧开后小火煮约10分钟，至桂圆熟软。

⑥揭盖，加入适量白糖，放入米浆。

⑦搅拌均匀，烧开后用小火煮约8分钟至黏稠。

⑧关火后盛出煮好的米糊，装入碗中即可。

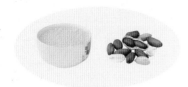

营养分析

　　桂圆具有补血安神、健脑益智、补养心脾的功效；黑米具有健脾开胃、补肝明目、滋阴补肾、益气强身、养精固混的功效。二者合用能缓解更年期综合征。